CORNELIA WITTEK

Kräuter und Tees für Pferde

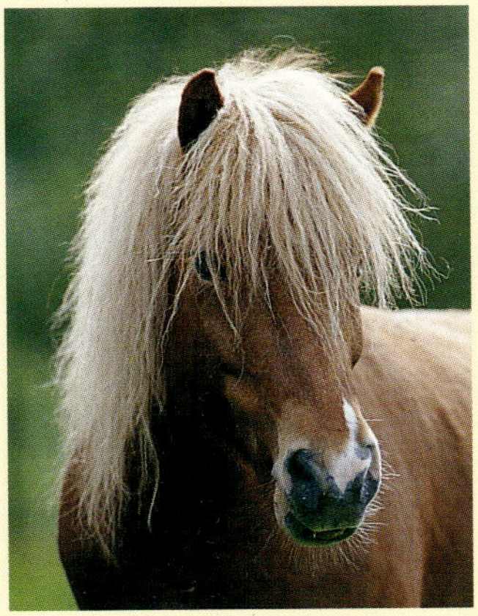

KOSMOS ratgeber

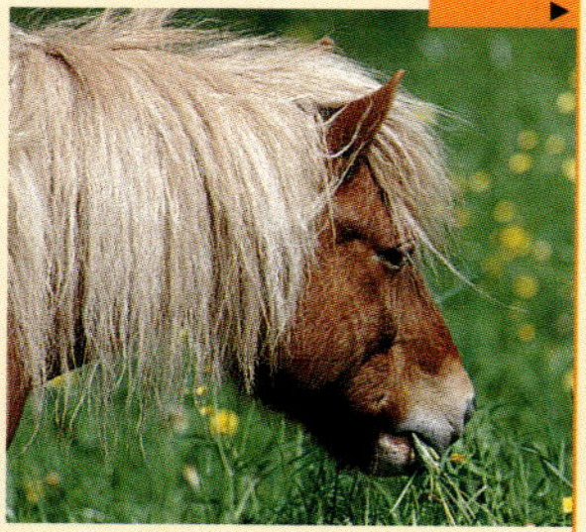

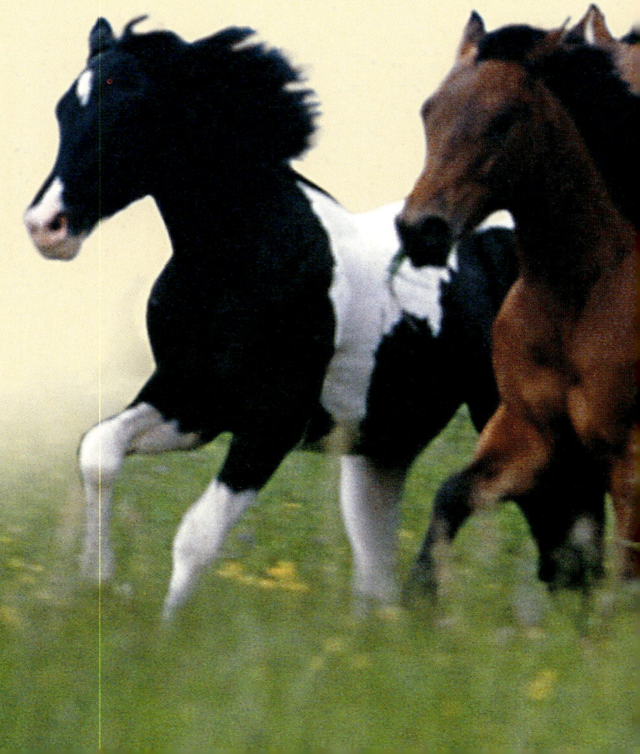

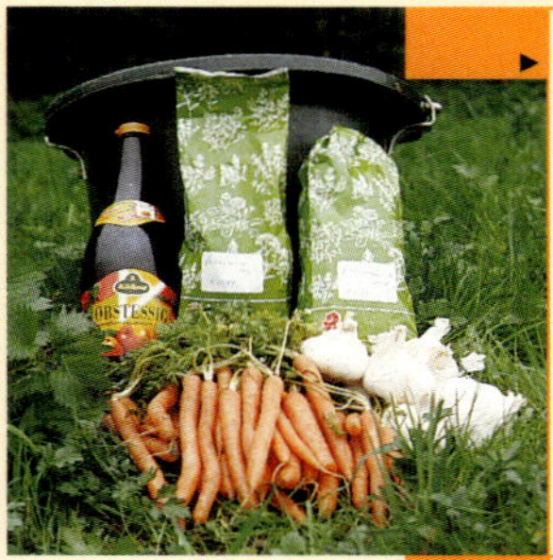

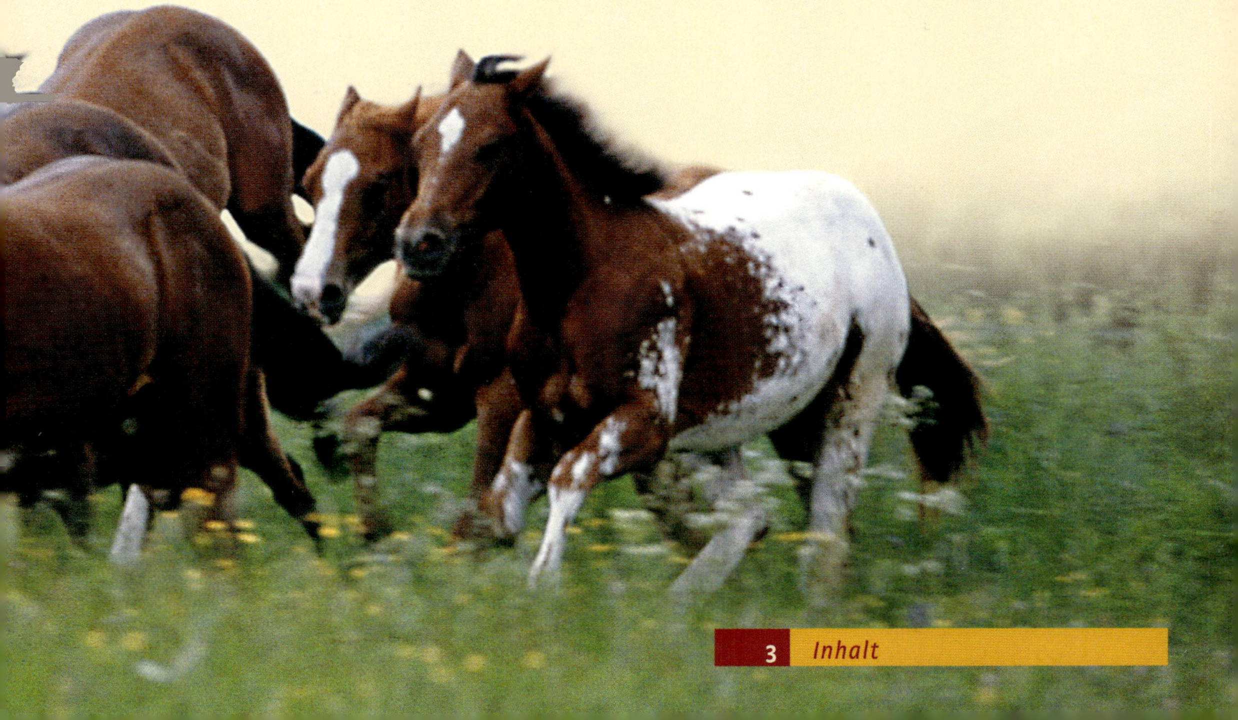

Heilkräuter aus der

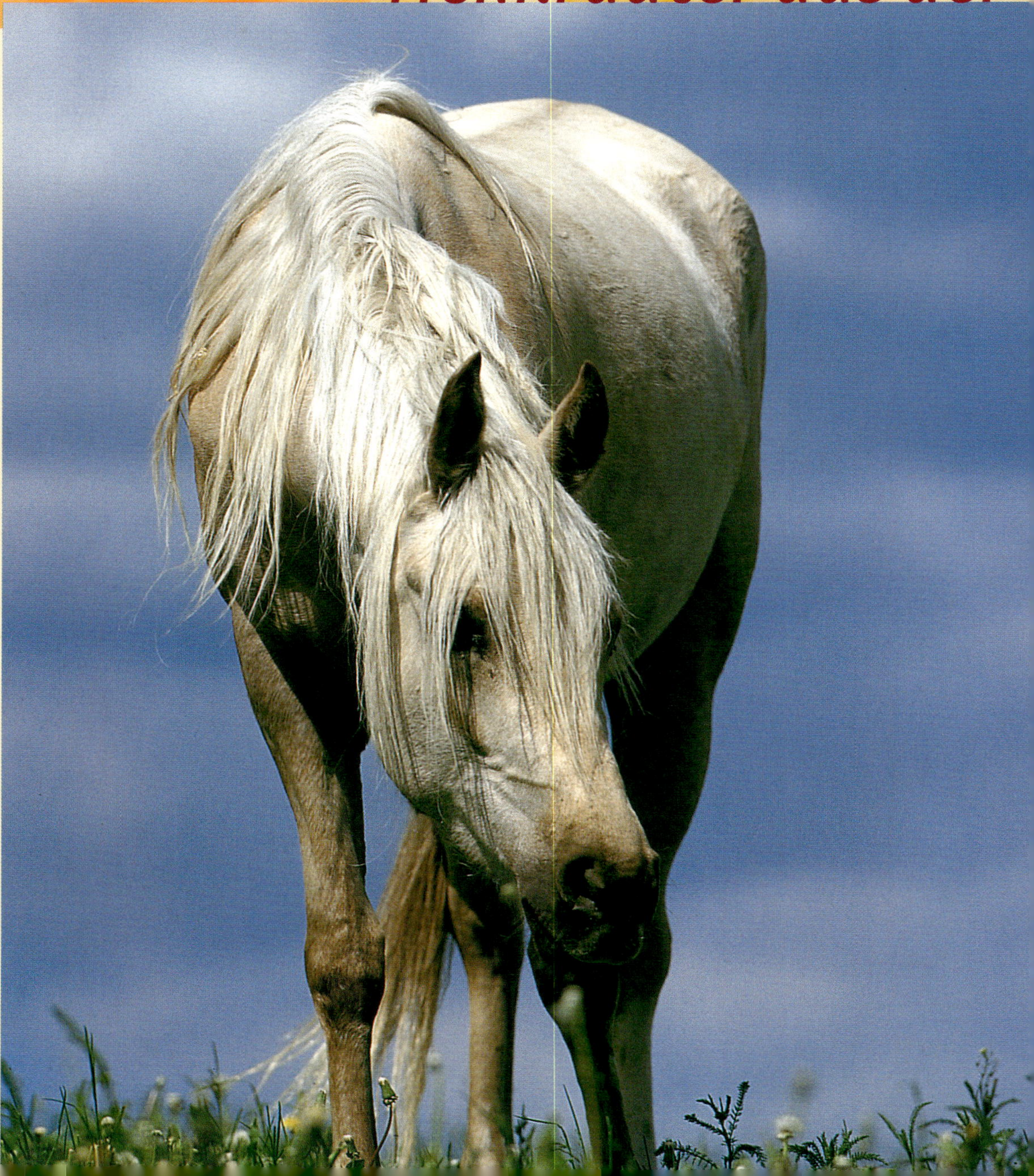

Naturapotheke

„Gott hat die Kräuter heilsam gemacht und ein Vernünftiger verachtet sie nicht." Im alten Testament ist dieser Satz zu finden und unsere Vorfahren richteten sich danach. Für viele Menschen war das Sammeln von Kräutern eine alltägliche Angelegenheit, mit den bekannten Heilpflanzen wurden Mensch und Tier behandelt.

Kräuterheilkunde wieder entdeckt

Die meisten Heilpflanzen schenkte die Natur im Wald und auf Wiesen und somit für jeden Menschen erreichbar. Schon sehr früh wurden besondere Kräuter kultiviert und in Gärten angebaut. Eine große Rolle spielten dabei die Klostergärten. Einige dieser Klöster waren bald berühmt und die Nonnen und Mönche hielten ihr Wissen um die Heilkraft ihrer Pflanzen in Büchern fest. Unter ihnen lebten die berühmtesten Heilkundigen der damaligen Zeit. Schon bald wurden die Heilkräuter für Mensch und Tier genutzt und die Menschen beobachteten auch, wie die Tiere sich mit Hilfe der Heilpflanzen gesund erhielten.

Es wäre nicht richtig, die Vorzüge der heutigen Medizin zu leugnen, und doch sollten wir immer wieder versuchen, das Beste der Wissenschaft und die Vorzüge der Kräuterheilkunde miteinander zu verbinden, zum Wohle unserer Pferde. Die Kraft der Heilpflanzen hilft nicht nur uns Menschen, auch bei den Pferden können sie Vitalität und Gesundheit stärken, leichte Beschwerden beheben und die Arbeit des Tierarztes unterstützen. Dieses Buch richtet sich an alle Pferdefreunde, denen die Gesundheit ihrer Pferde am Herzen liegt und die den sanften Kräften natürlicher Heilkräuter vertrauen möchten.

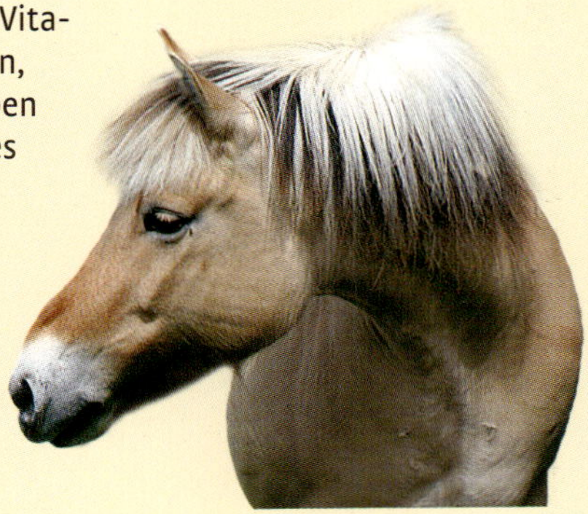

Gesunde Pferde mit Hilfe unserer Natur

Bitte nicht stören - die Araberstute Kaitra träumt vom Paradies.

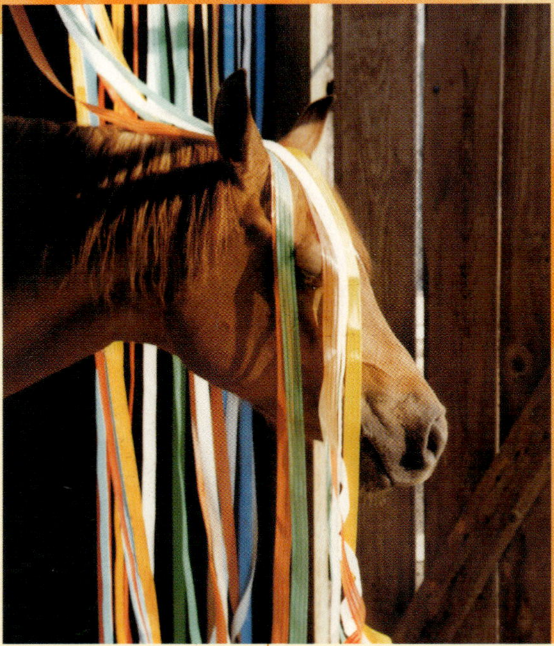

So lässt es sich gut Pferd sein: Kein Stress, gute Freunde und Gras in rauen Mengen.

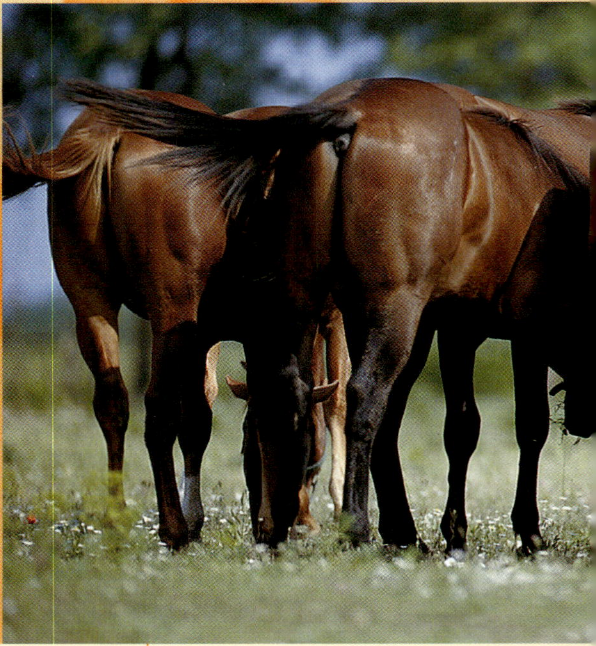

T Tipp

Es lohnt sich immer, bekannte und beliebte Kräuter auf die Weide zu pflanzen. Löwenzahn, Brennnesseln und Klebkraut am Rande stehen zu lassen oder vielleicht einen Weißdornbusch zu setzen.

Dösend steht mein Pferd im Stall. Mittagszeit: Ein Hinterbein ruht, die Ohren sind entspannt, nur hin und wieder vertreibt der Schweif ein paar lästige Fliegen. Träumt mein Pferd? Wovon träumt ein Pferd, wenn es im Stall steht?
Werden Erinnerungen aus dem Urgedächtnis wachgerufen? Erinnerungen an endlose Weideflächen ohne Zäune, mit Wasserläufen, schattigen Baumgruppen zum Ausruhen und saftigen Kräutern für jeden Bedarf. Stundenlang mit der Herde ziehen und zwischendurch ein fröhlicher Galopp. Das Paradies kann ich meinen Pferden hier nicht mehr bieten, aber vielleicht gelingt es mir, kleine Auszüge aus dem paradiesischen Leben einzufangen.

In den letzten Jahren hat sich beim Thema Pferdehaltung vieles zum Positiven verändert, zum Wohle unserer Pferde. Immer mehr Reiter machen sich Gedanken darüber, wie sie ihre Tiere artgerechter halten können. Neben Offenstallhaltung, Weide, ausreichend Bewegung das ganze Jahr über gehört auch eine artgerechte Fütterung dazu. Wer sein Pferd oder Pony hinterm Haus hält, muss sich genauso viele Gedanken machen wie der Reiter, der seinen Freizeit- oder Turniergefährten in einem Reitstall unterbringt.

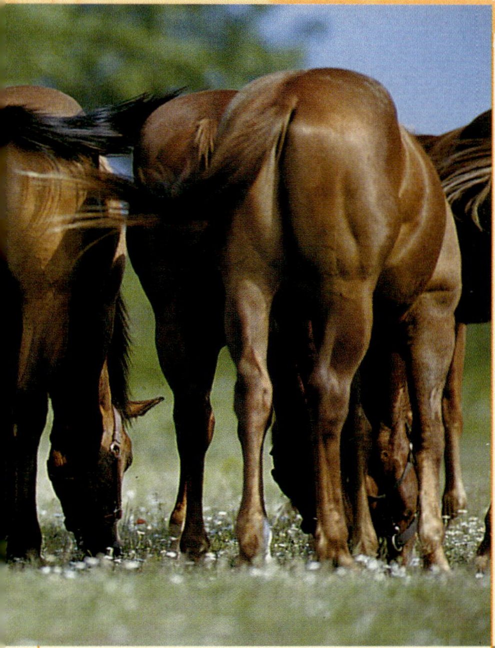

Mit Heu und Hafer ist es heute nicht mehr getan, und auch unsere Weiden decken den Bedarf der Pferde an natürlichen Kräutern nicht ab.

Die Apotheke aus der Natur kann uns bei vielen Beschwerden eine große Hilfe sein. Viel wichtiger ist jedoch die Vorbeugung und Vorsorge. Gerade hier können wir unseren Pferden mit den sanften Helfern aus der Natur ein Stückchen Paradies zurückgeben. In freier Wildbahn suchten sich die Tiere instinktiv die Kräuter, die ihnen halfen, gesund zu bleiben und kleine Beschwerden zu beheben. Bei frei lebenden Pferden ist dieses Verhalten auch heute noch zu beobachten. Seit den Pferden ihr natürlicher Lebensraum verloren ging und der Mensch das Pferd in den Stall holte, muss der Pferdehalter in Sachen Kräuter nachhelfen. Leider ist in den letzten Jahrzehnten sehr viel Wissen verloren gegangen, doch heute bemühen sich wieder mehr Menschen darum, die verborgenen Schätze unserer Natur zu heben, und Heilkräuter spielen in der Behandlung kranker Tiere eine immer größere Rolle. Dieses Buch ersetzt auf keinen Fall den Tierarzt oder Heilpraktiker, es hilft Ihnen, Ihren Pferden vorbeugend das richtige Kraut zu verabreichen und bei Krankheit die Arbeit des Tierarztes wirkungsvoll zu unterstützen.

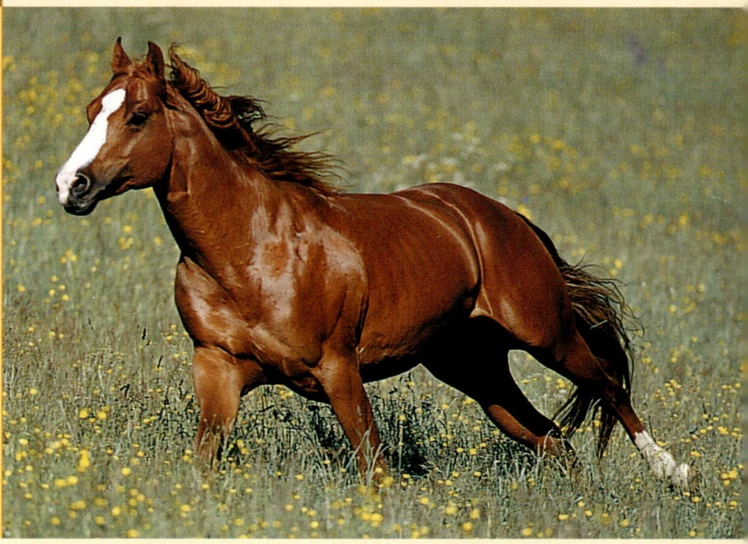

Ein fröhlicher Galopp auf einer satten Kräuterwiese lässt das Pferdeherz höher schlagen.

Pferde, die regelmäßig auf die Weide kommen, fressen meist die Kräuter, die ihr Organismus gerade braucht.

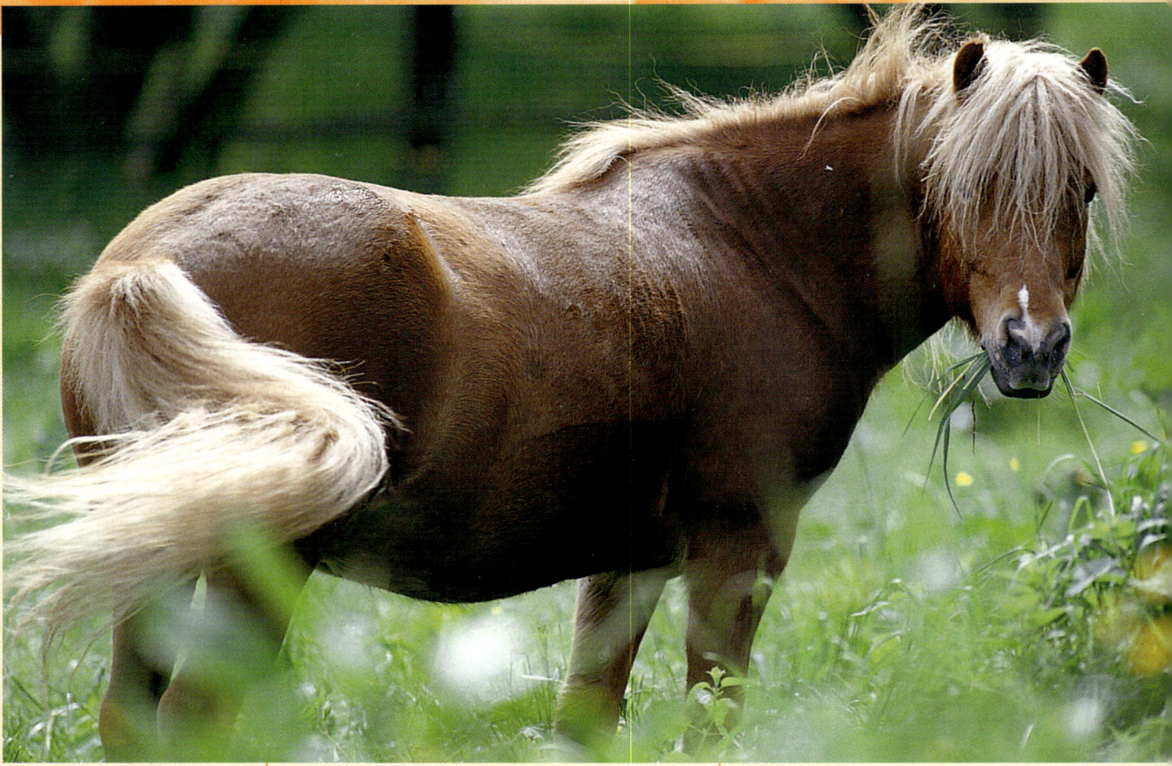

Die Beobachtung wild lebender Pferde hat gezeigt, dass sie sich bei entsprechendem Angebot unterschiedliche Kräuter heraussuchen. Selbst unsere eigenen Haustiere sortieren auf der Weide Gräser, Büsche und Heilkräuter nach Bedarf. Wenn nun im Stall oder auf der Wiese kaum noch Heilpflanzen vorkommen, muss der Mensch durch gezielte Beigabe nachhelfen.
Pferde sprechen ausgezeichnet auf natürliche Heilkräuter an, und wir können damit manche Krankheit verhindern oder ihren Verlauf abkürzen. Jeder Tierarzt wird sich freuen, wenn sie seine Therapie mit Hausmitteln unterstützen. Alle Kräuter setzen sich aus einem Komplex unterschiedlicher Bestandteile zusammen, und in vielen ist die medizinische Wirkung wissenschaftlich nachgewiesen, z. B. Sonnenhut, Johanniskraut, Baldrian.
Generell ist es immer besser, das ganze Heilkraut zu verwenden, als einzelne Auszüge zu verabreichen. Besonders zu empfehlen sind Kräutermischungen,

da sie sich in ihrer Wirkung oft ausgezeichnet ergänzen.

Man kann die Heilpflanzen in mehrere Kategorien einteilen. Bitterstoffe regen beispielsweise das Magen-Darm-System an, Entzündungshemmer wirken innerlich und äußerlich.
Pflanzen, die die Wundheilung beschleunigen, wirken ebenfalls innerlich und äußerlich. Zudem gibt es noch Kräuter, die gestörte Körperfunktionen umstimmen.
Kräuter wirken auf den ganzen Körper. Sie regen die Organe zur Selbstheilung an. Es kann daher immer eine Weile dauern, bis sie den erwünschten Erfolg erzielen. Kräutertherapie ist keine „Hauruck Methode", sie erfordert ein wenig Geduld, die sich aber in fast allen Fällen lohnt.
Wer nicht selbst Pflanzen sammelt, bekommt alle bekannten Kräuter für Pferde einzeln oder in Mischungen im Handel. Bestimmte frische Kräuter kann man oft auch auf dem Wochenmarkt kaufen.
Kräuter sind keine „Schnellheiler". Sie aktivieren die Selbstheilungskräfte der Pferde und wirken auf den ganzen Organismus, daher kann es eine Weile dauern, bis ihre Wirkung eintrifft.

Wenn Sie frische Kräuter, wie z. B. Brennnessel oder Klebkraut verfüttern, kann selten überdosiert werden. Die Pferde hören von selbst mit dem Fressen auf, wenn sie genug haben. Durchschnittlich reichen bei frischen Kräutern zwei, drei Hände voll aus. Bei getrockneten Kräutern liegt die Menge bei ca. 30–50 Gramm pro Tag pro Pferd. Bei akuten Beschwerden dürfen die Kräuter auch drei- bis viermal am Tag verabreicht werden.

C Check

Wenn Sie Kräuter in freier Natur sammeln, achten Sie auf folgende Dinge:

- **Keine Pflanzen pflücken, die unter Naturschutz stehen.**
- **Nur Kräuter nehmen, die Sie wirklich kennen.**
- **Niemals Wildbestände total ausrotten, immer Restpflanzen stehen lassen.**
- **Möglichst keine Wurzeln herausziehen (Messer oder Schere mitnehmen).**
- **Nicht im Regen ernten, Kräuter schimmeln dann zu schnell.**
- **Nicht in praller Sonne pflücken, dann fehlt Feuchtigkeit.**
- **Pferde nicht auf dem Ausritt an Pflanzen und Büschen fressen lassen, es könnten Giftpflanzen dabei sein.**

Die besten Heilkräuter

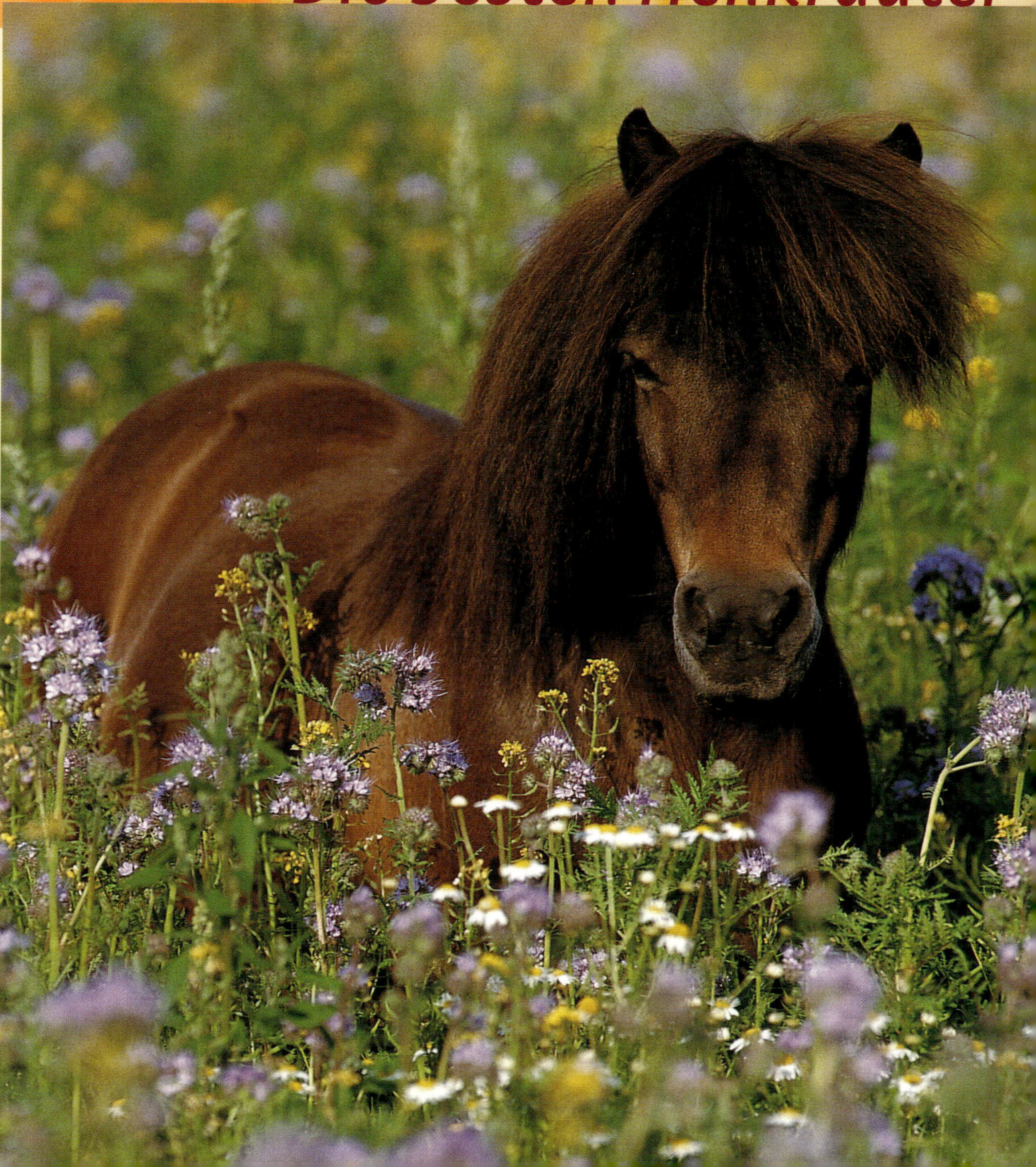

für Pferde

Artgerecht gehaltene Pferde suchen sich meist die Pflanzen aus, die ihrem Körper gerade gut tun. Da unsere Weiden jedoch keine Kräuterwiesen mehr sind, und die meisten Pferde täglich nur einige Stunden rauskommen, helfen wir in Sachen Kräuter nach.

Anis
(Pimpinella anisum)

Ursprünglich beheimatet im heißen Ägypten, wächst Anis heute in fast allen wärmeren Klimazonen. Da Pferde den Geschmack der reifen, getrockneten Anissamen mögen, ist die Fütterung einfach.

Innerlich gegeben wird Anis besonders zur Beruhigung der Atemwege und des Magen-Darm-Systems eingesetzt. Bei hartnäckigem Husten verschafft die krampflösende, auswurffördernde Wirkung den Vierbeinern, aber auch dem Reiter Erleichterung.
Auch Pferde, die zu Blähungen und anderen Verdauungsstörungen neigen, sollten über einen längeren Zeitraum Anissamen oder -tee ins Futter bekommen. Die positive Beeinflussung der

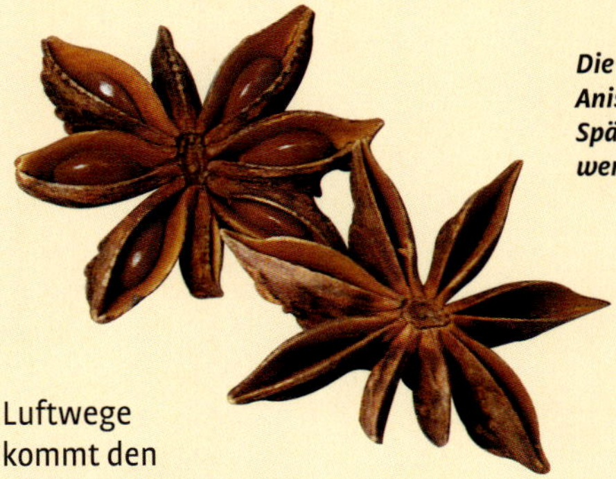

Die reifen, getrockneten Anissamen sollten im Spätsommer gesammelt werden.

Luftwege kommt den Pferden gerade in der kalten Jahreszeit sehr zugute. Als optimale Nebenwirkung kann der Züchter sich über die Rosseförderung des Anis freuen.

Anis kann täglich eine Hand voll ins Futter gegeben werden oder in Kräutermischungen und als Tee verfüttert werden. Äußerlich hilft das ätherische Öl des Anissamens gegen Räudemilben, Läuse und anderes Ungeziefer.

Arnika stärkt das Immunsystem der Tiere, indem es die weißen Blutkörperchen anregt.

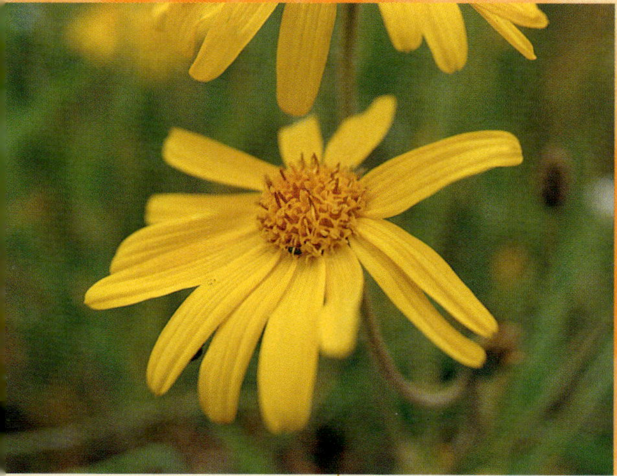

Es empfiehlt sich, Arnika in einen Eimer mit Wasser zu geben, um die Beine beanspruchter Sportpferde zu kühlen. „Atavio" genießt sein Fußbad nach dem Turnier.

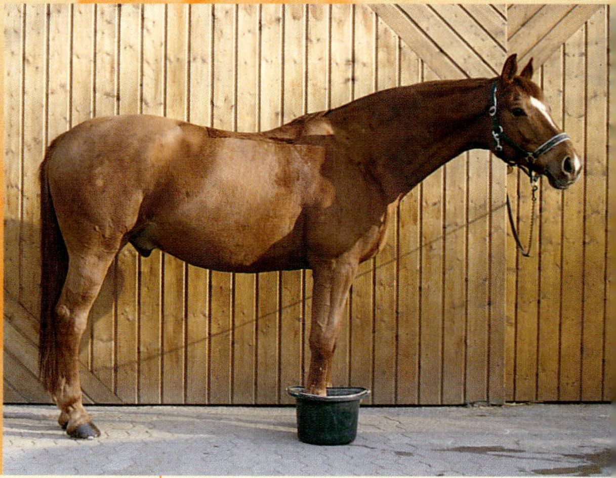

Arnika
(Arnica montana)

Die gelb blühende Arnika – auf Deutsch Bergwohlverleih – ist zur „Arzneipflanze des Jahres 2001" gekürt worden. Die Pflanze, deren Blüten bei Prellungen oder rheumatischen Beschwerden eingesetzt werden, berge noch ein viel größeres Potenzial, begründet der Studienkreis Entwicklungsgeschichte der Arzneipflanzen der Universität Würzburg seine Wahl.

Selbstverständlich gehört Arnika in jede Stallapotheke. Äußerlich wird die gelbe Wunderblüte für Prellungen, Muskelschmerzen oder geschlossene Wunden eingesetzt. Arnikatinktur kann mit Wasser verdünnt und eventuell mit Zaubernussextrakt gemischt werden. Nach anstrengenden Ritten ist dies eine Wohltat für stark beanspruchte Pferdebeine (ca. fünf Milliliter Tinktur in zwei Liter Wasser geben). In homöopathischer Verdünnung (D 3) kann Arnika sofort nach Schock, Verletzungen oder bei Muskelkater und großer Mattigkeit auf etwas Brot gegeben werden. So bringt es Pferd und Reiter wieder auf die Beine.

T Tipp

Arnikatinkturen

Nach anstrengenden Ritten, wie z. B. Distanzritten, langen Wanderritten oder Turnieren, kann man das ganze Pferd mit Arnikawasser abwaschen, besonders natürlich die Beine. Ungefähr fünf Milliliter Arnika in zwei Liter Wasser geben. Hilfreich ist auch noch eine Zugabe von Obstessig.

Augentrost beruhigt, die Pferde spüren sehr schnell die schmerzstillende Wirkung.

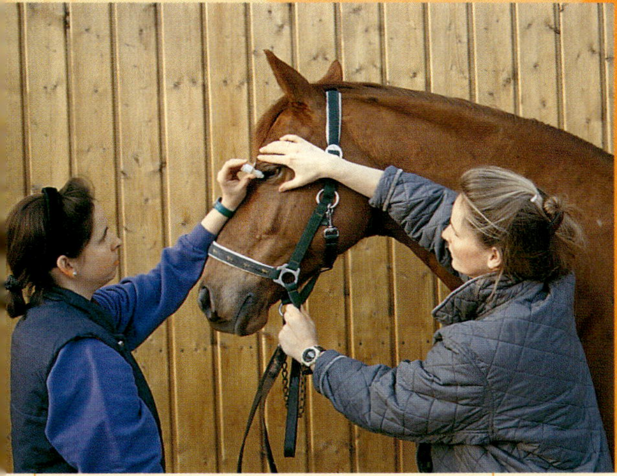

Zur Blütezeit im Spätsommer oder Herbst sollte der Augentrost gesammelt werden.

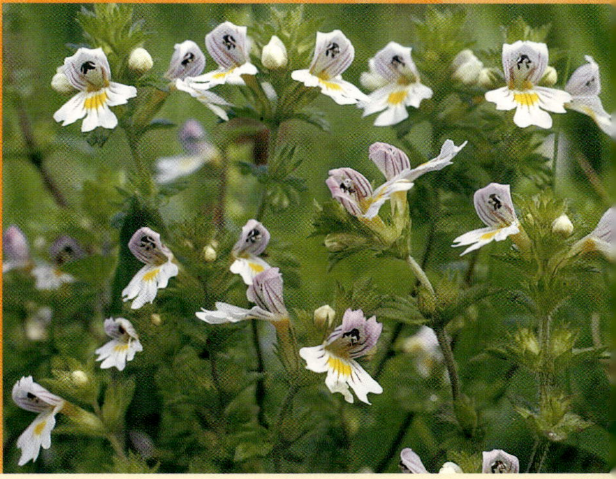

Augentrost
(Euphrasia officinalis)

Besonders im Sommer, während der Fliegenzeit, gehört ein Sud von Augentrost in jede Stallapotheke. Er ist das interessanteste natürliche Heilmittel bei Augenkrankheiten für Mensch, Pferd, Hund und Katze. Schon seit dem zwölften Jahrhundert ist der Mensch sich seiner heilenden Eigenschaften bewusst. Schmerzstillend, entzündungshemmend und beruhigend wirkt er besonders auf alle Schleimhäute, Augen, Mund und obere Atemwege. Innerlich gegen Erkrankungen der Luftwege wird er idealer Weise als Tee verabreicht.

Für die Behandlung am Auge, bei Tränenfluss, Bindehautentzündungen, Gerstenkorn oder Reizungen durch Fliegen werden die Augen mit einem Sud und möglichst einer sterilen Mullkompresse ausgewaschen oder abgetupft.
Im Sommer habe ich immer eine Flasche fertigen Sud gut verschlossen im Stall stehen. Er hält sich über mehrere Tage, und es macht nicht viel Arbeit und kostet kaum Zeit, den Pferden, wenn sie von der Weide kommen, vorbeugend die Augen auszuwaschen.

Wichtig W

Bei Augenverletzungen sollten Sie immer den Tierarzt rufen!
Bei jeder Art von Augenverletzung oder Entzündung kann zusätzlich zu den tierärztlichen Maßnahmen Euphrasia in homöopathischer Dosis verabreicht werden. Es unterstützt intensiv die Heilung von innen.
Als Augenspülung kann er auch mit Zaubernussextrakt kombiniert werden.

Baldrian (*Valeriana officinalis*) Katzenkraut

Nicht nur Katzen lieben Baldrian. Reiter und Pferd überstehen Stress durch Turnier, Umzug, neue Stallgenossen sowie Aufregung und nervliche Überreizung besser mit einer guten Gabe dieses altbewährten Krautes. Pferde, die im Stall, bei der Arbeit oder auch im Gelände zu hektisch sind, sich ständig aufregen oder einfach auf alles ängstlich reagieren, können hervorragend mit Baldrian beruhigt werden. Magen-Darm-Probleme, die oft auch einer nervlichen Anspannung folgen, können erfolgreich behandelt werden. Blähungen und Krämpfe werden behoben. Besonders positiv ist beim Baldrian zu bemerken, dass er die Leistungsfähigkeit in keiner Weise einschränkt. Er entspannt und beruhigt, stärkt die Nerven unserer Pferde und wirkt außerdem noch wurmabtreibend.

Verwendung findet die Wurzel der Pflanze, die zerkleinert und gemahlen wird. Baldrian sollte auf jeden Fall über einen längeren Zeitraum eingegeben werden.

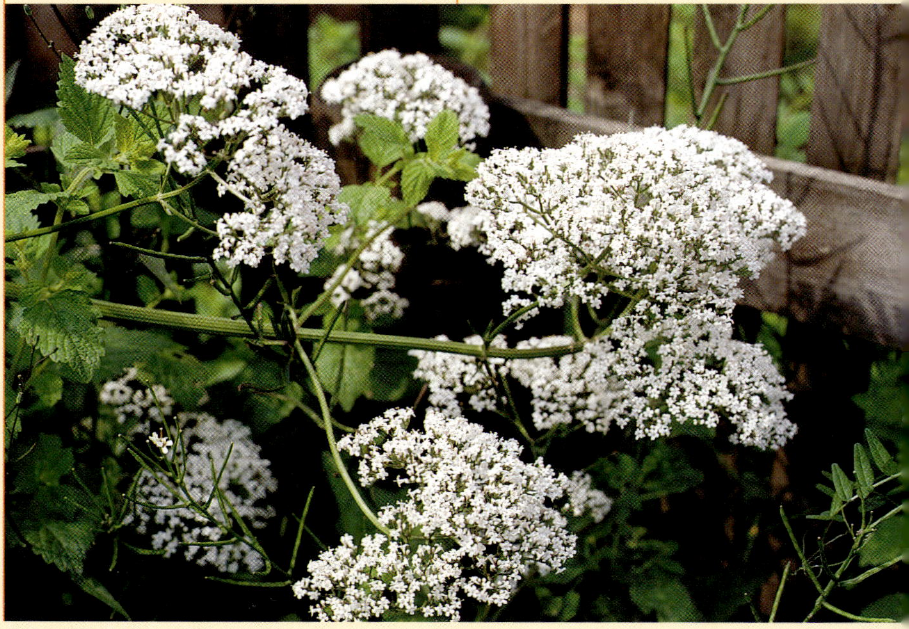

Baldrian erkennt man an den Blüten und am Duft. Zu Heilzwecken werden jedoch die Wurzeln verwendet.

Gerade bei Turnierperden sind Knochen und Sehnen sehr verletzungsgefährdet.

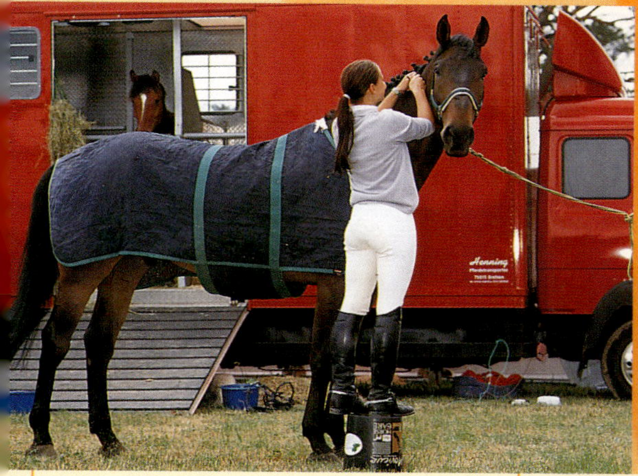

Bei chronischen Lahmheiten jeder Art ist der Beinwell die hilfreichste und bekannteste Heilpflanze.

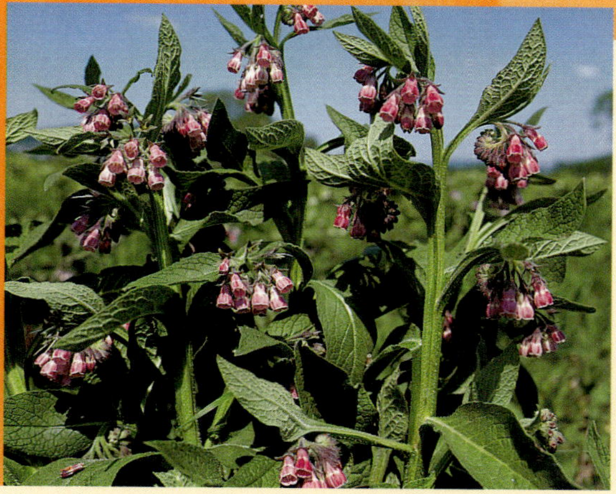

Beinwell *(Symphytum officinale)* Beinwurz, Schwarzwurz

Diese hoch geschätzte heimische Heilpflanze sollte in Maßen auf jeder Pferdeweide zu finden sein. Ihre Wirkung wird selbst von „naturfernen" Wissenschaftlern anerkannt. Der hohe Anteil an Allantoin gibt dem Beinwell seine Fähigkeit zur schnellen Heilung von geschädigten Knochen, Knorpel und Bindegewebe. Die Zellteilung wird angeregt, sodass sich das kranke Gewebe schnell regenerieren kann.
Beinwell kann innerlich und äußerlich genutzt werden. Bei innerlicher Anwendung werden die frischen gequetschten Blätter dem Kraftfutter beigemischt. Er hilft außer bei Knochenschäden auch bei hartnäckigem Husten, Nervenschädigungen und Entzündungen, Hautgeschwüren, Magenbeschwerden und Rheuma. Symphytum als homöopathische Anwendung ist ebenfalls sehr zu empfehlen.

Äußerlich kommen Umschläge und Salben zur Anwendung.
Salben, Packungen und Öle mit Beinwell sind ein sehr gutes Mittel, um Zerrungen, Prellungen und Sehnenverletzungen einzureiben. Bei allen Schäden an Knochen, Sehnen und Bändern habe ich sehr gute Erfahrungen mit Symphytum in homöopathischer Dosis gemacht. Auch arthritische Gelenke sprechen positiv an. Es ist immer einen Versuch wert. Sprechen Sie mit Ihrem Tierarzt oder Heilpraktiker.

Wichtig

Auf schmutzige Wunden sollte Beinwell nicht aufgetragen werden, da die Wundheilung sehr schnell geht. Immer erst die Wunde säubern!

Die Birkenblätter sind leicht zu beschaffen, den Baum erkennt man an seiner weißen Rinde.

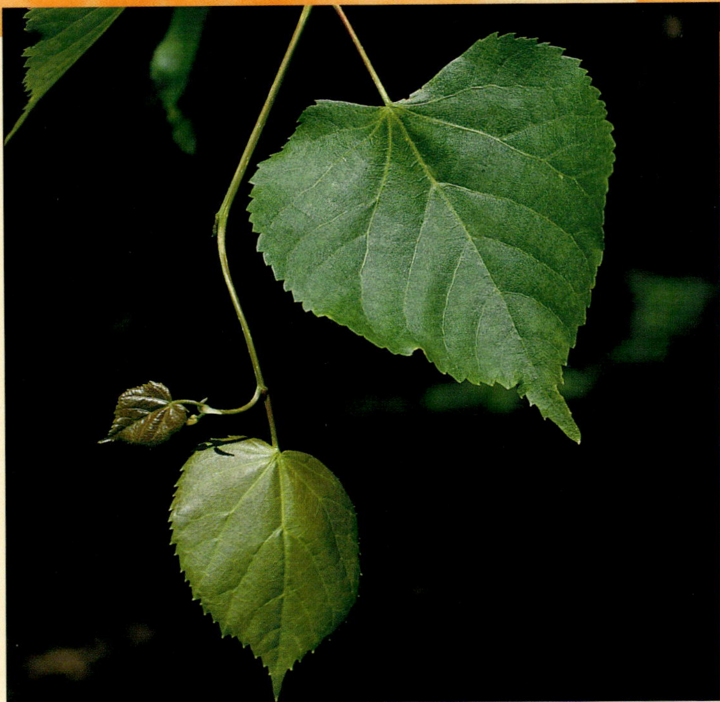

Birkenblätter
(Betulae folium)

Selbst Großstädter werden sie an ihrem weißen Stamm oder den „Kätzchen" erkennen: die Birke. Der beliebte „Hexenbaum" ist fast auf der ganzen Welt zu finden. In ihren Blättern tummeln sich wertvolle Inhaltsstoffe wie Flavonoide, Saponine und Gerbstoffe. Sie gelten als schweiß- und harntreibend, ohne die Nieren zu reizen. Bei Neigung zu Blasenentzündung ist Birkenblättertee, evtl. in Verbindung mit Brennnesseltee, ein erprobtes Mittel.

Zur Blutreinigung als Frühjahrskur eignet sich der Tee besonders für ältere und geschwächte Pferde. Pferde, die zu Ödemen (Wasseransammlungen) neigen, sollten regelmäßig Birkenblätter oder Tee zum Futter bekommen.

Bei eigener Ernte sollten Sie sich das Frühjahr aussuchen und die Birkenblätter gut getrocknet das ganze Jahr aufbewahren.

Bockshornklee
(Trigonella foenum graecum) Griechisches Heu

Futter und Kräutermischungen für Pferde enthalten heute fast immer Bockshornkleesamen. Aber auch der eigene Garten oder Pferdeweiden bieten Platz für diese uralte Kulturpflanze. Für magere, schlechtfuttrige Pferde

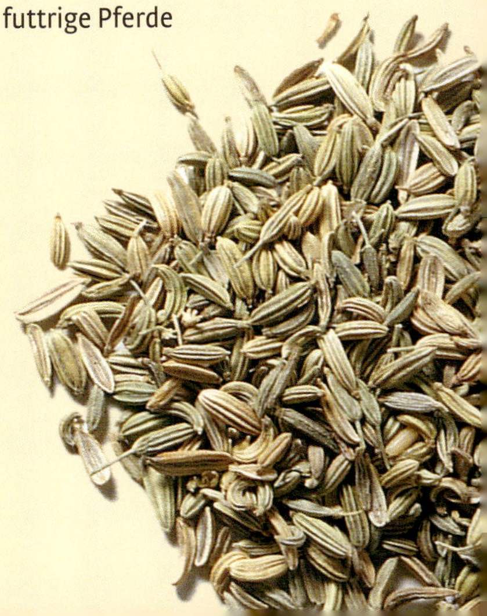

ist der Bockshornklee eine ideale Kur. Seine Wirkung hat Ähnlichkeit mit der des Lebertrans, er fördert den Appetit und die Fettaufnahme. Er ist durchaus Ersatz für andere Futterpflanzen.

Bockshornklee verbessert den Allgemeinzustand des Pferdes und stärkt das Immunsystem. Schönes glänzendes Fell und gesunde Hufe sind das Ergebnis. Atemwegserkrankungen werden positiv beeinflusst und bei säugenden Stuten der Milchfluss angeregt sowie die Stute gekräftigt. Tragende Stuten sollten allerdings keinen Bockshornklee bekommen, da er die Gebärmutter stimuliert.

Besonders sehr alte Pferde sind oft trotz guter Fütterung sehr mager. Durch die verminderte Kaufähigkeit wird das Futter nicht genügend verwertet. Bei unserer alten Ponystute Polly hatte ich schon vor Jahren das Problem. Sie war einfach zu dünn. Eine regelmäßige Gabe von Bockshornkleesamen ließ sie nach relativ kurzer Zeit wieder deutlich zunehmen. Als erfreuliche Nebenwirkung wurde auch das Fell wieder glänzend, Mähne und Schweif wuchsen besser nach.

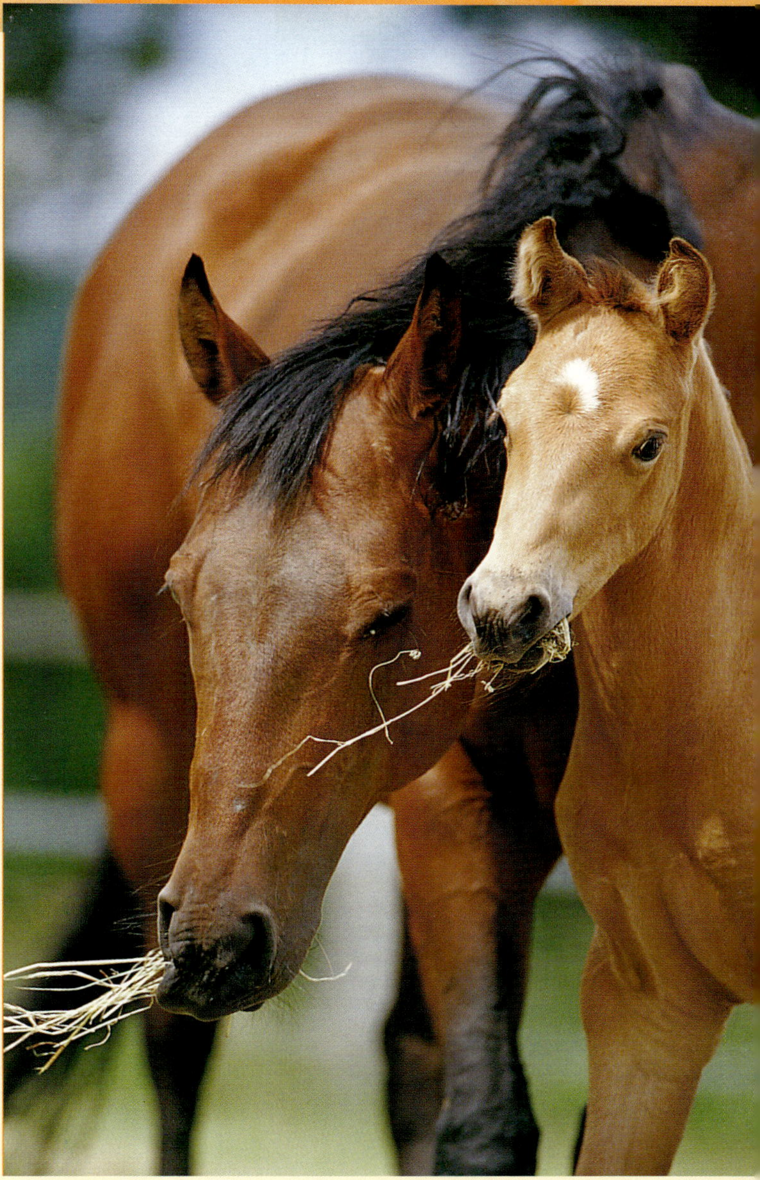

Das Fohlen freut sich. Bockshornkleesamen regt den Milchfluss der Mutterstute an.

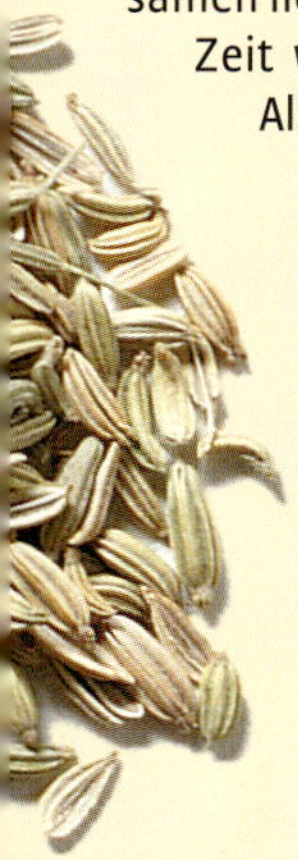

Bockshornkleesamen sollte gemahlen oder zerstampft werden.

So hübsch kann die ungeliebte Brennnessel aussehen. Servieren Sie Ihrem Pferd einen Brennnesselsalat.

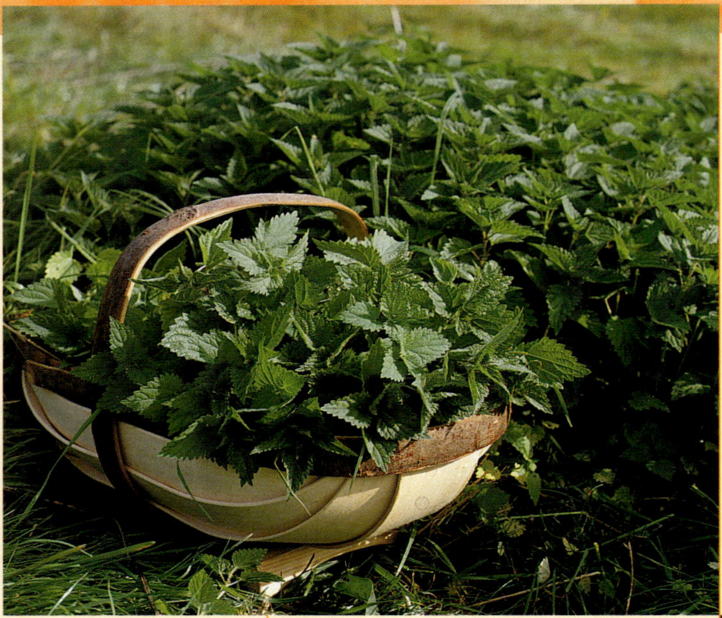

Brennnessel
(Urtica dioica)

Wer die Brennnessel als „Unkraut“ bezeichnet, wird ihr ganz und gar nicht gerecht. Langsam kommt sie wieder zu Ehren und besonders Pferdefreunde sollten einen Blick für sie übrig haben. Sicher, unsere Rösser lassen sie auch auf dem Halm, aber mit einem kleinen Trick können sie vom Nutzen überzeugt werden. Mähen Sie täglich einen kleinen Haufen Brennnesseln ab, lassen ihn trocknen und füttern ihn dann Ihren Pferden. So wird das zuvor noch skeptisch beäugte und beschnupperte Kraut auch von den vorsichtigsten Pferden gern gefressen. Sie können die Brennnesseln nach dem Trocknen auch klein schneiden und dann erst verfüttern.

Die Brennnessel wirkt blutreinigend, blutbildend und harntreibend und ist dadurch die ideale Frühjahrskur. Pferde und Ponys, die zu Rehe, Rheuma oder Sommerekzem neigen, sollten unbedingt zur Kur überredet werden. In Kombination mit Apfelessig, Knoblauch und Löwenzahn wirkt Brennnesseltee wahre Wunder und ist gerade für ältere Pferde ein solides Kräftigungsmittel. Auch äußerlich ist Brennnesselsud unschlagbar für Mähne und Schweif bei Ekzem oder Juckreiz jeder Art.

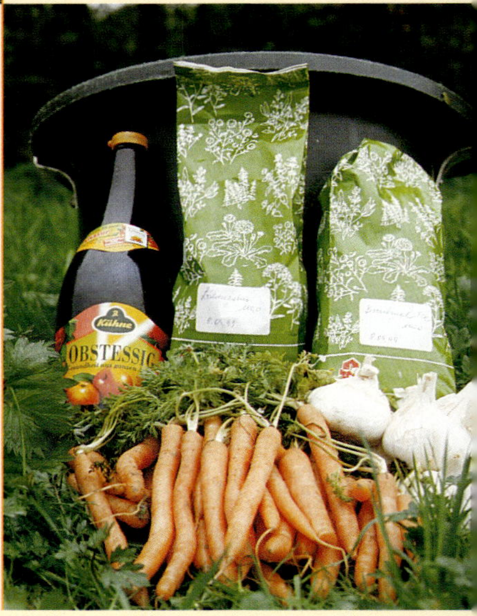

Apfelessig, Brennnesseltee, Karotten und Knoblauch sind die idealen Zutaten für eine erfolgreiche Frühjahrskur für Pferd und Reiter.

Unsere Polly beweist, wie lecker ein gesundes Frühjahrsmenü für Pferde schmecken kann.

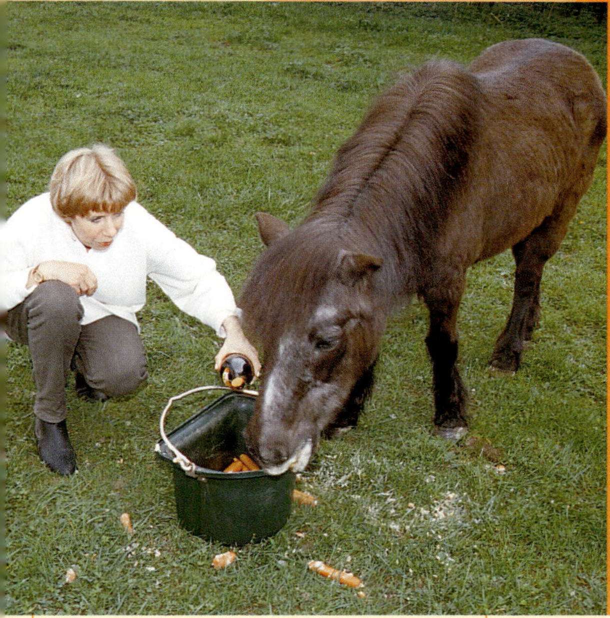

Aus den Sprossen des Dost lässt sich ein appetitanregendes Getränk zubereiten.

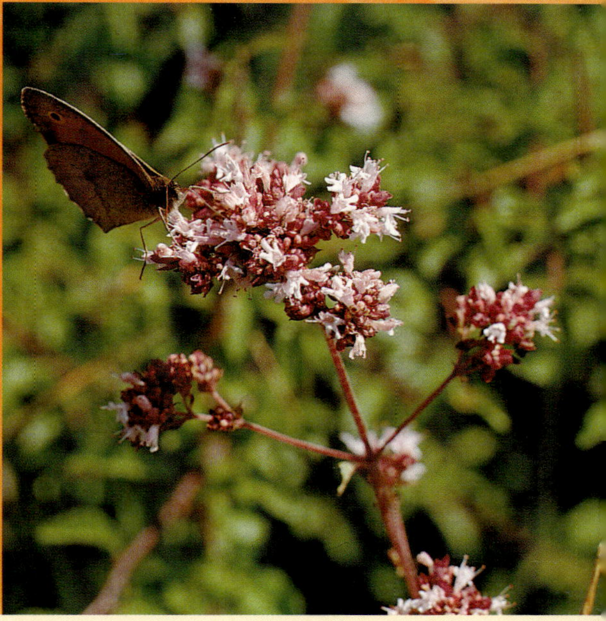

Dost *(Origanum vulgare)*
Wilder Majoran

Man sagt ihm Zauberkräfte nach, dem „wilden Majoran". Als Gewürz nicht nur in der italienischen Küche sehr geschätzt, ist er auch in Pferdekreisen sehr beliebt. Da er innerlich und äußerlich anzuwenden ist, hat er im Stall ein breites Anwendungsgebiet.

Der Dost entwickelt eine stimulierende Wirkung auf das Nervensystem und wirkt schmerzstillend.
Bei Husten, Asthma und Magen-Darm-Problemen wird seine intensive krampflösende Eigenschaft genutzt. Bei Muskel- und Rheumabeschwerden helfen äußerliche Waschungen und Umschläge. Nach langen Ritten, bei Ermüdungs- und Erschöpfungszuständen können Sie Ihrem Pferd mit Dostumschlägen eine wirkliche Erleichterung bieten.

Tipp T

Der angenehm aromatisch duftende Dost ist in ganz Europa beheimatet. Er mag jedoch keine Flächen, auf denen gedüngt, gemäht oder geweidet wird. Somit ist er schwierig auf Pferdeweiden anzusiedeln. In Ihrem Biogarten wird sichder Dost jedoch ausgesprochen wohl fühlen. Gönnen Sie ihm dort ein Plätzchen. Er duftet, sieht gut aus, bereichert Ihre Küche und hält Ihre Pferde fit.

Besonders Entzündungen im Maulbereich und Zahnfleischprobleme werden mit Eibisch erfolgreich behandelt.

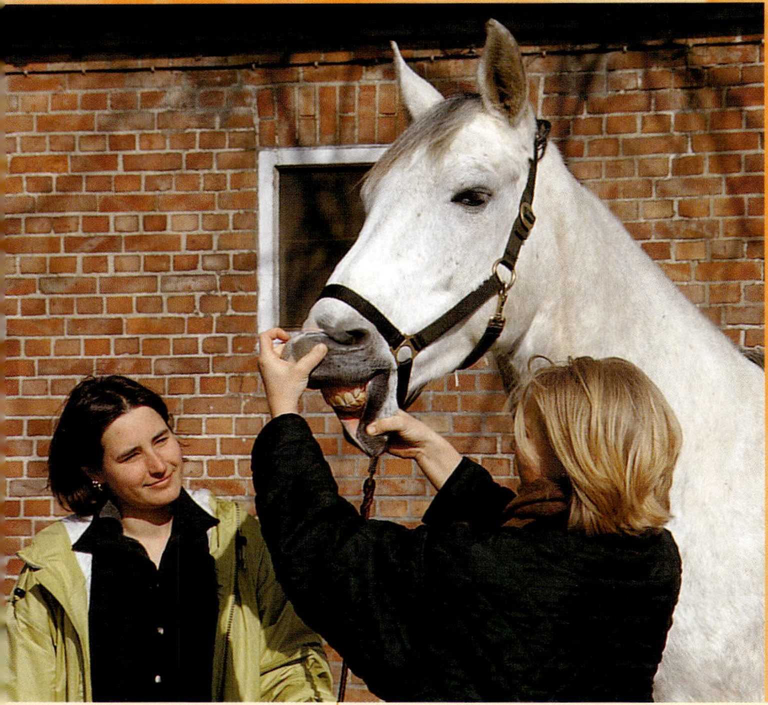

Verwendung zu Heilzwecken finden Blüten, Blätter und der Wurzelstock des Eibisch.

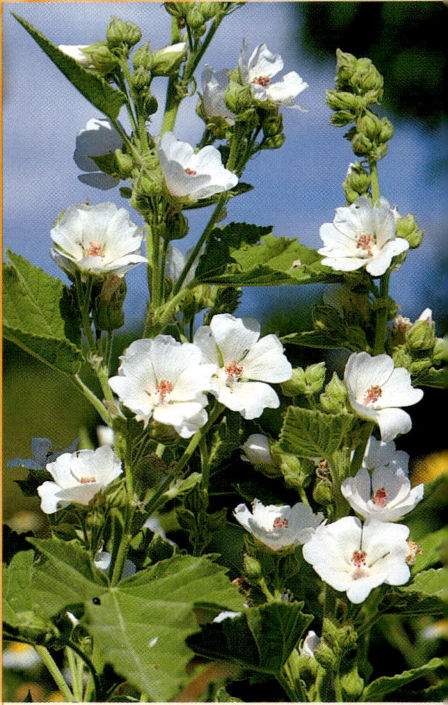

T Tipp

Geschnittene Eibischwurzel ist im Handel leicht zu bekommen. Hier reicht eine Dosierung von 20 Gramm.

Eibisch (Althea officinalis) Weiße Malve

Auch wenn er erkannt wird - in freier Natur soll der Eibisch nicht gesammelt werden, er steht unter Naturschutz. Karl der Große machte ihn zum Heilkraut und seit dieser Zeit nutzen Mensch und Tier seine vielen positiven Eigenschaften. Die Verwendungsmöglichkeiten sind erstaunlich vielseitig, darum ist der Eibisch aus Futtermitteln und Kräutermischungen nicht mehr wegzudenken. Pferde, die zu Krampfkoliken neigen, sollten täglich zur Vorbeugung Eibischkraut, -pulver oder noch besser -tee bekommen. Magengeschwüre und -entzündungen, Durchfall, Blasenentzündungen und Zahnfleischprobleme können mit der Weißen Malve positiv beeinflusst werden. Gereizte Atemwege, Husten und Bronchitis werden beruhigt und verbessert. Zur äußerlichen Anwendung empfiehlt sich ein Eibischsud bei Hautproblemen und Entzündungen.
Da der Eibisch nicht gesammelt werden darf, kann man versuchen, ihn im Garten anzupflanzen. Er braucht einen gut feuchten, gehaltvollen Boden.

Der Eukalyptusstrauch: ein hübscher Anblick nicht nur für Koalabären. Bei Pferden ist er ein bewährtes Mittel gegen Husten.

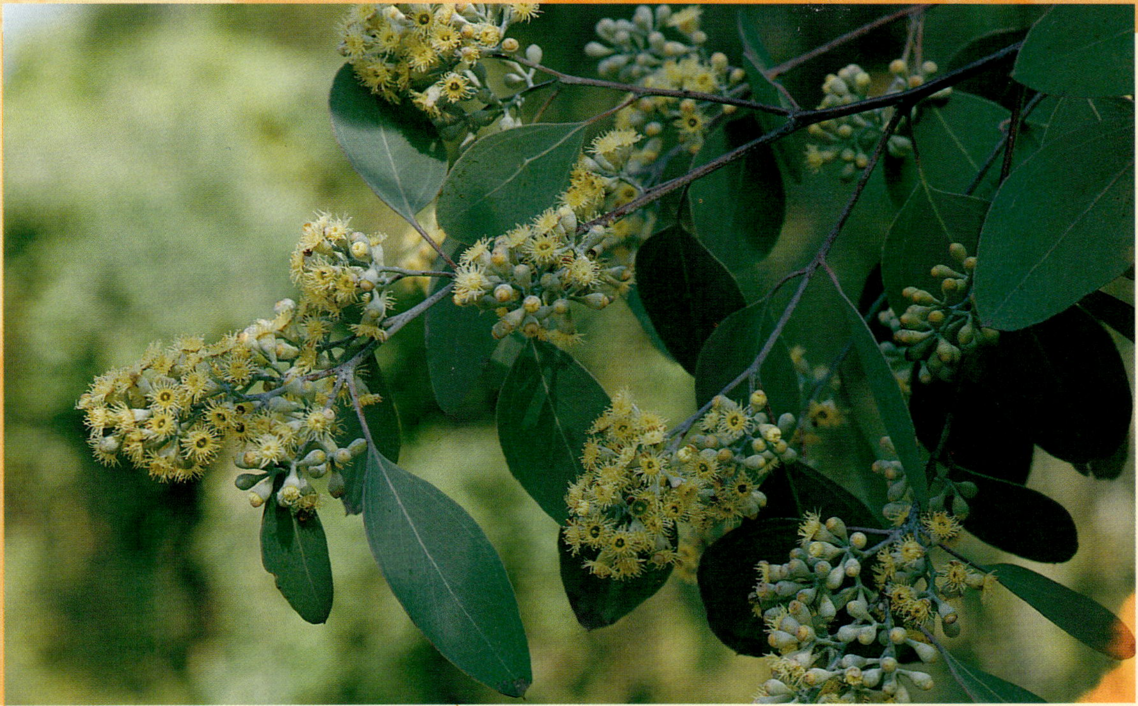

Eukalyptus
(Eukalyptus globulus)

Nicht nur Koalabären in Australien schätzen den Eukalyptus, auch unsere heimischen Pferde mögen den Geschmack. Die beliebten Lecksteine werden wie Bonbons genascht. Eukalyptus fehlt in keinem Hustenmittel für Pferde. Er löst zähen Schleim und entkrampft die Bronchien. Alle Entzündungen der Atemwege, Bronchitis und Asthma werden mit Hilfe von Eukalyptus gelindert. Ist doch einmal der Husten im gesamten Stall eingezogen, zerstäuben Sie einige Male am Tag ein Eukalyptus-Wasser-Gemisch. Achten Sie zudem auf bessere Luft durch gute Stallhygiene – Pferde brauchen Sauerstoff, keinen Mief im Stall. Zur Unterstützung bei Hustenproblemen hilft regelmäßiges Inhalieren. Reines Eukalyptusöl vertreibt Fliegen und Mücken rund um Ihr Pferd. Mit Lorbeeröl vermischt kann es auf die Hufe gepinselt werden, so werden Hornspalten und spröde Hufe verhindert. Als milde Salbe darf es auch um die Nüstern eingerieben werden, dann erleichtert es die Atmung.

Das ätherische Öl des Fenchel kommt durch leichtes Anstoßen noch besser zur Wirkung .

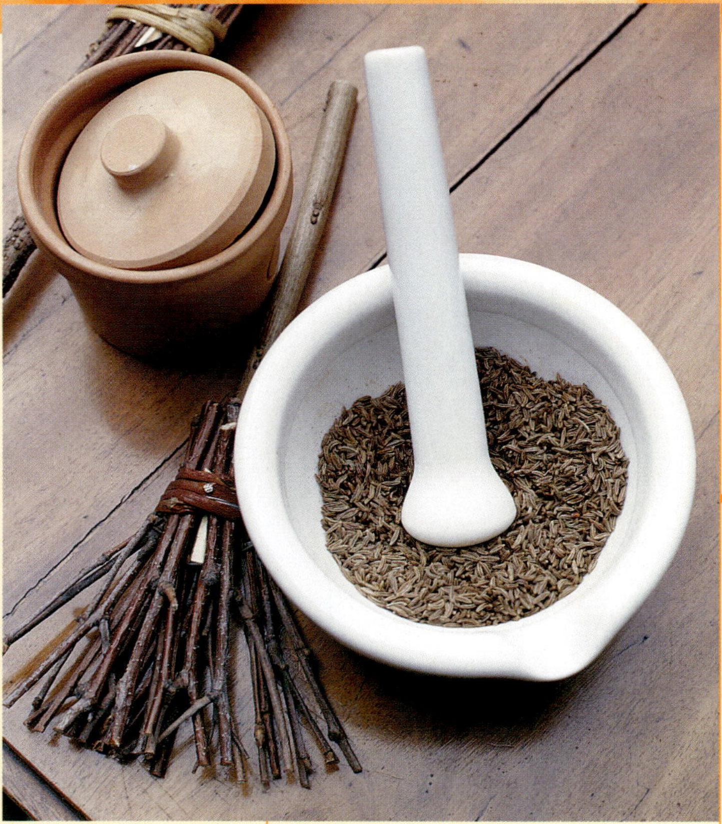

Fenchel, wilder
(Foeniculum vulgare)

Nicht nur Kinder werden mit dem lieblichen Geschmack des Fenchels überlistet. Auch unseren Pferden können wir manche bittere Medizin mit ihm versüßen. Das ätherische Öl aus den beliebten Früchten wirkt besonders magenstärkend und krampflösend. Der Fenchel ist dadurch eine ideale Beigabe zur Behandlung von Verdauungsproblemen jeder Art. Bei Futterumstellungen (Weide) lindert er Blähungen, Durchfälle und andere Probleme. Seine schleimlösende Wirkung nutzen wir bei Husten, Bronchitis und Nasenausfluss. Bei Stuten mit Fohlen wird die Milchproduktion angeregt und die krampflösenden Inhaltsstoffe helfen dem Fohlen. Fencheltee trinken alle Pferde gern – bei meinen alten Ponys ist er der Hit. Probieren Sie es aus.

Äußerlich wirkt ein starker Fencheltee bei Abszessen, Wunden oder Augenentzündungen, besonders in Verbindung mit Augentrost.

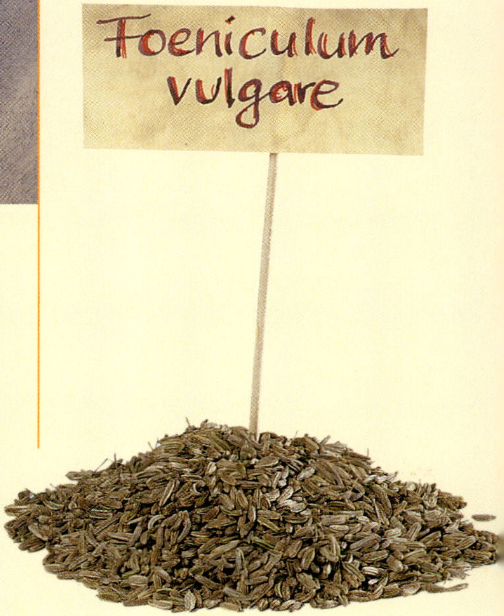

Das Vitamin C der Hagebutte stärkt das Immunsystem und hält Stute und Fohlen fit.

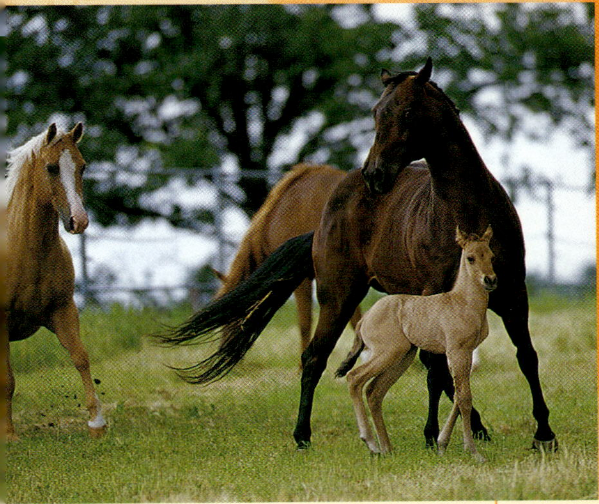

Hagebuttenbüsche als zusätzliche Weidebegrenzung sind eine gute und gesunde Idee.

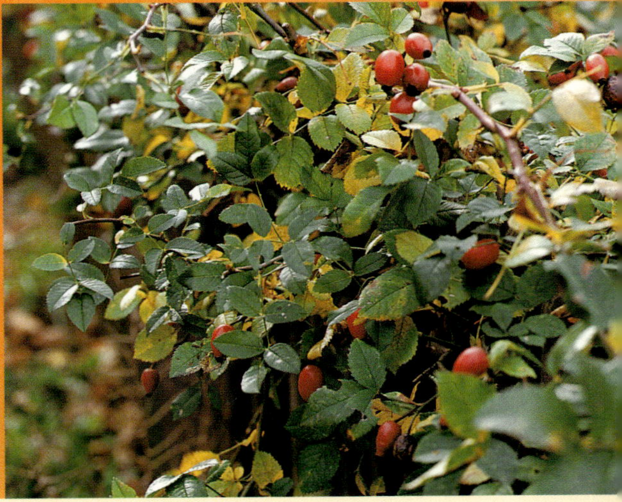

Hagebutte
(Rosa rugosa/Rosa canina) Heckenrose

Ist Ihnen schon aufgefallen, dass Ihr Pferd Hagebutten mag? Im Herbst sind sie eine wirkliche Bereicherung des Speisezettels und den Winter über lassen sie sich getrocknet verfüttern. Bekannt ist, dass die Hagebutte einen sehr hohen Vitamin-C-Gehalt hat. Das bringt Power für das Immunsystem von Mensch und Tier.
Neue Untersuchungen wiesen 6.000 Milligramm Vitamin C pro Kilo nach. Vitamin A, Thiamin, Vitamin K, Riboflavin und einige andere Inhaltstoffe machen die Hagebutte zur anregenden Frühjahrskur.
Die Hagebutte steigert zur Infektabwehr und nach langer Krankheit die Abwehrkräfte, verbessert das Haarkleid und fördert das Hufwachstum. Bei Hufrehe machen wir uns die leberstärkende Wirkung zunutze. Für die Verdauungsorgane hilft eine tägliche Gabe Hagebuttentee, der auch bei Durchfall gute Dienste leistet.

Beim Trocknen der Früchte sollten Sie diese unbedingt vor Feuchtigkeit schützen und eventuell schimmelige Stellen aussortieren. Bei frischen Früchten besser nur die Schalen füttern.

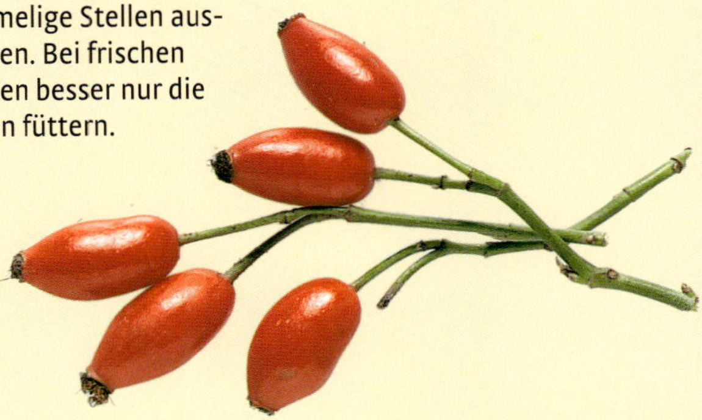

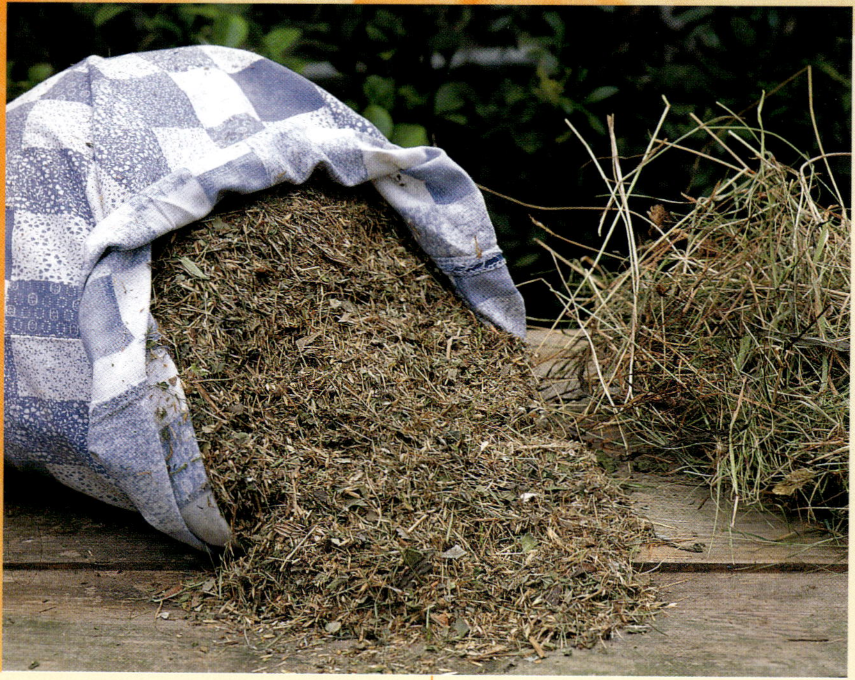
Die ganze Fülle einer aromatischen Heuwiese.

Heublumen
(Flores graminis)

In der heutigen Zeit gehören Heublumen fast zu den Exoten. Wissen Sie noch, wie eine echte Heublumenwiese duftet? Echte Heublumen gibt es nur noch in den Alpen. Dazu gehören so wunderbare Kräuter wie Arnika, Anemonen, Kreuzblumen, Habichtskraut und verschiedene Gräsersorten wie Zittergras, Trespe, Ruchgras und vieles mehr. Heublumen sollten das ganze Jahr dem Futter zugegeben werden. Sie bringen Abwechslung und viele natürliche Wirkstoffe in den Speiseplan. Am einfachsten können Sie Ihrem Pferd Heublumen in Fertigfuttermischungen verfüttern. Wenn Sie Einfluss auf die Pferdeweide haben, kaufen Sie Heublumensamen im Handel und säen ihn großzügig aus.

Äußerlich haben die Heublumen noch einen ganz besonderen Nutzen in Form des beliebten warmen Heusacks. Bei Kolik, Kreuzverschlag, Krampfzuständen und Muskelverspannungen wird der warme Heublumensack auf die schmerzenden Partien gelegt und bringt schnell Erleichterung. Bitte nicht als Ersatz für den Tierarzt.

Himbeere
(Rubus idaeus)

Himbeerhecken sind bei Reiter und Pferd beliebt.

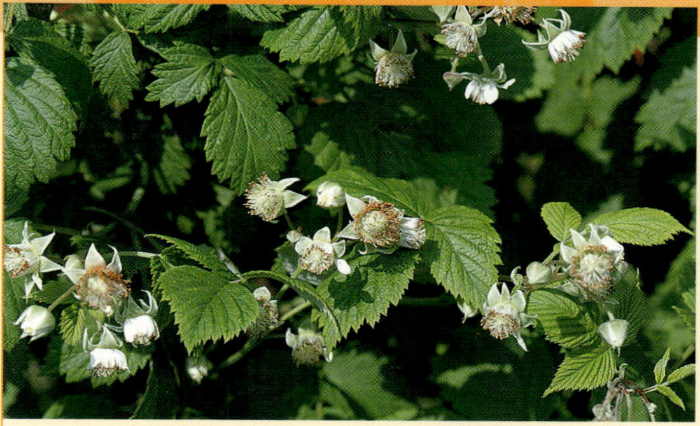

Haben Sie Ihr Pferd schon einmal in der Nähe einer Himbeerhecke stehen lassen? Die süßen Früchtchen und die Blätter werden auch in Pferdekreisen sehr geschätzt. Die wohlschmeckenden Inhaltsstoffe der Beeren sind ausgesprochen gesund und erfrischend. Zitronensäure, Vitamin C und Mineralsalze beheben manchen Mangel.

Himbeerblätter haben eine blutreinigende Wirkung, sind entzündungshemmend und schmerzlindernd. Bei tragenden Stuten werden die Gebärmutter gestärkt und damit Blutungen vermieden. Ältere Pferde neigen zu Rheuma. Regelmäßige Gaben von Himbeerblättern lindern die Schmerzen und machen die älteren Vierbeiner wieder beweglicher. Entzündungen an den Zähnen, im Maul und auch an den Augen lassen sich durch Auswaschen mit Tee oder Sud positiv beeinflussen.

Himbeerblätter sind eine besonders gute Beigabe für tragende Stuten und kurz nach der Geburt.

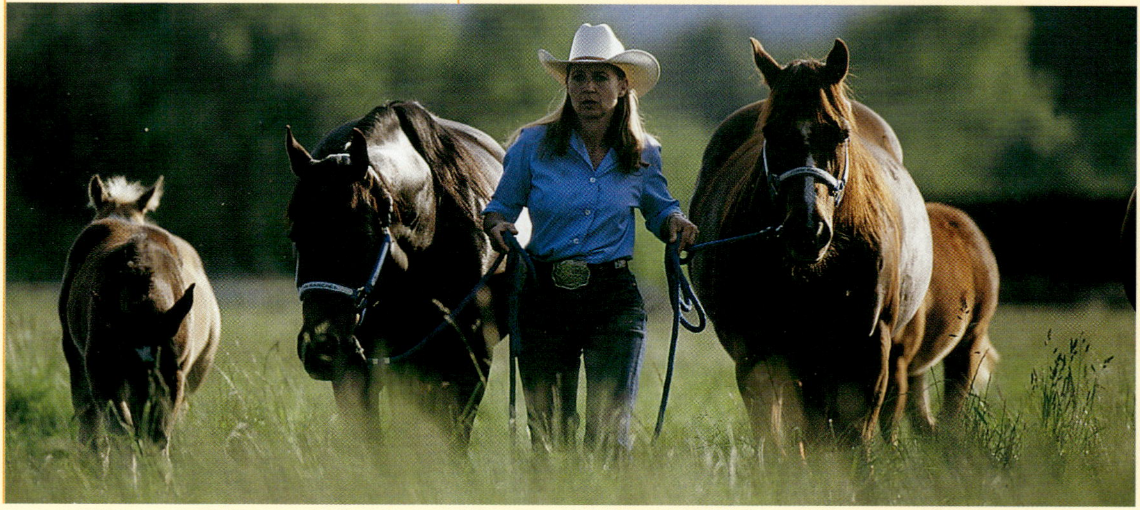

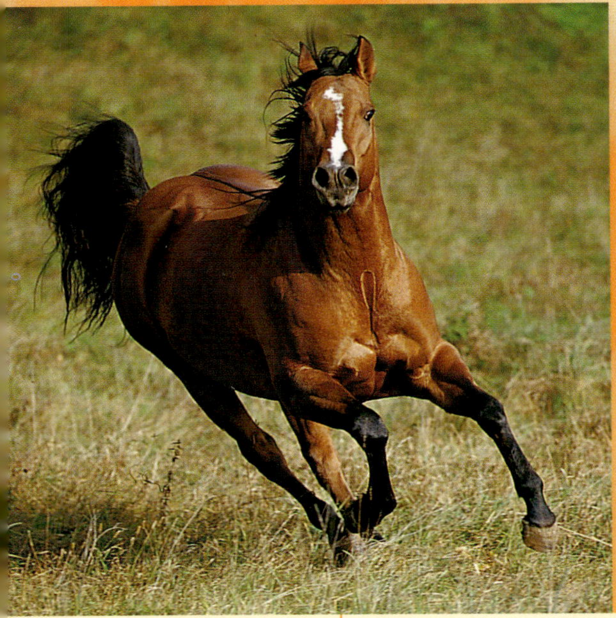

Temperamentvolle Pferde sind auf der Weide wunderbar. Unter dem Sattel können wir sie mit Hopfen etwas beruhigen.

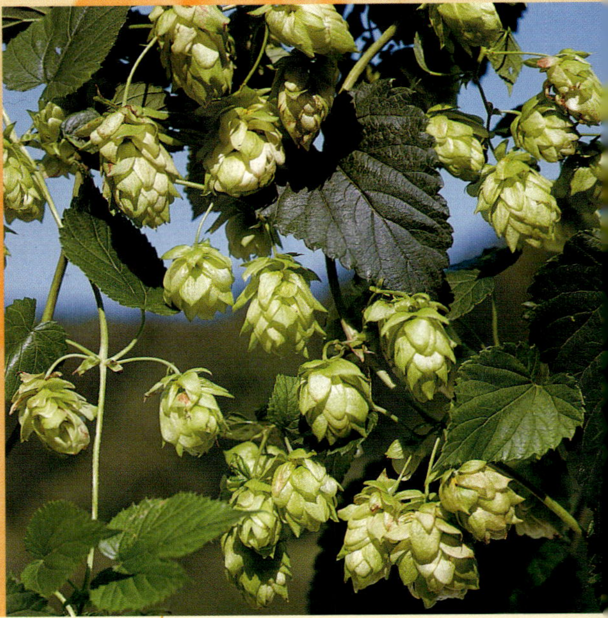

Hopfen ist nicht nur eine schöne Dekoration, bei aufgeregten Pferden ist er sehr hilfreich.

Hopfen
(Humulus Lupulus)

Liebhaber eines guten Bieres wissen den Hopfen zu schätzen. Für Freunde natürlicher Heilmittel ist er ein wichtiges Beruhigungsmittel. Der Hopfen gilt als schmerzlindernd, antiseptisch, krampflösend und appetitanregend.

W Wichtig

Für Hengste und Zuchtstuten eignet sich Hopfen nicht. In den Blüten wurden hormonelle Wirkstoffe entdeckt.

Mit anderen Heilpflanzen lässt er sich hervorragend mischen und unterstützt sie in ihrer Wirkung.

Für unsere Pferde nutzen wir insbesonders die beruhigenden und magenfreundlichen Eigenschaften des Hopfens. Pferde, die sich ständig aufregen und zu Überreaktionen neigen, können über einen längeren Zeitraum mit Hopfen, am besten in Verbindung mit Baldrian und Lavendel, behandelt werden. Vor dem Turnier oder Umzug noch ein paar Bachblüten, und wir kennen unseren Freund nicht wieder.
Hopfen wirkt auch harntreibend, wie Biertrinker wissen. Dies unterstützt die Entgiftung und entlastet die Nieren.

Huflattich – der erste Frühlingsbote, der aus dem Boden schaut.

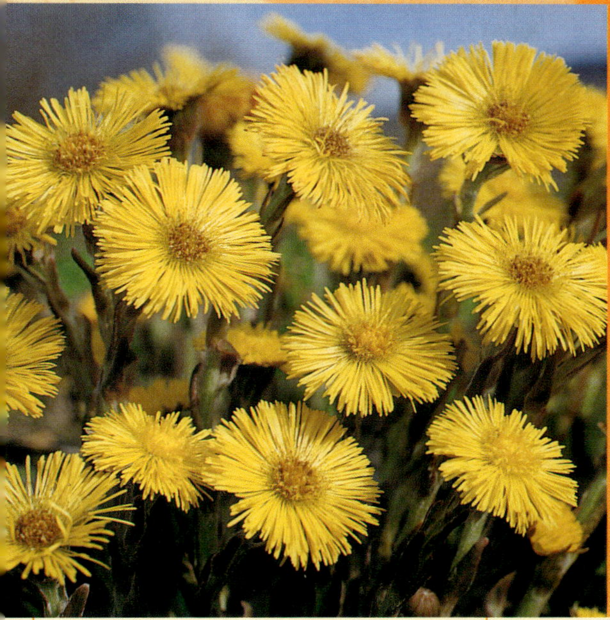

Blüten und Blätter des Huflattich werden von Pferden auf der Weide bevorzugt gefressen.

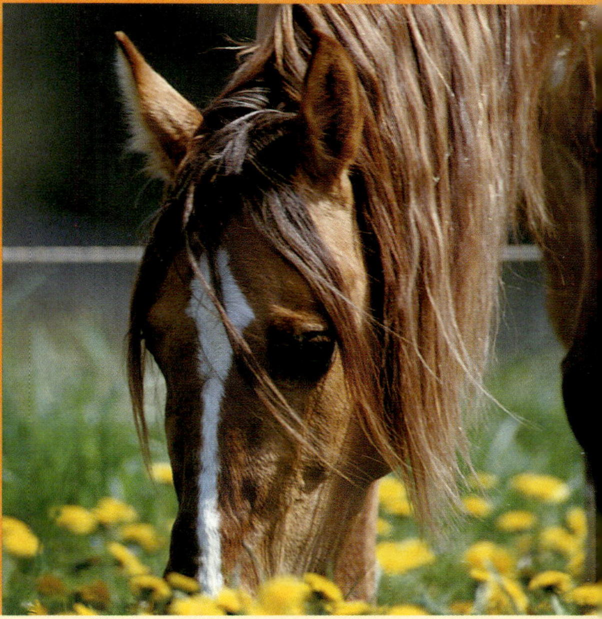

Huflattich
(Tussilago farfara)

Wenn die gelben Blüten des Huflattich aus der Erde lugen, wird es endlich Frühling. Bekannt ist er als Hustenmittel, und das ist auch die wichtigste Eigenschaft, die wir für unsere Pferde nutzen. Besonders die Schleimstoffe, Gerbstoffe und Mineralsalze machen ihn medizinisch so wertvoll. Huflattichblätter und -blüten wirken blutreinigend und schweißtreibend, sie fördern den Hustenauswurf und beruhigen die Atemwege. Als altes Hausmittel gegen Husten für Mensch und Tier kann man einen Aufguss von Huflattich, Thymian und Anis zu gleichen Teilen mischen, mit Wasser übergießen und fünf Minuten ziehen lassen.

Auch äußerlich kann der reine Pflanzensaft bei unseren Pferden gute Dienste leisten. Seine entzündungshemmende Wirkung beschleunigt den Heilungsprozess bei Abszessen, Wunden und auch Verstauchungen.
Es sollte jedoch immer beachtet werden, dass der Huflattich keine Langzeitmaßnahme, sondern immer nur ein Akutmittel ist. Die Blätter enthalten geringe Mengen Pyrolinidin – ein Alkaloid, das in hohen Dosen leberschädigend sein kann. Huflattich als Beimischung in Hustentee kann jedoch ohne Bedenken gegeben werden.

Sie sollten den ganzen Stängel des Johanniskrautes in der Blütezeit pflücken und vorsichtig trocknen.

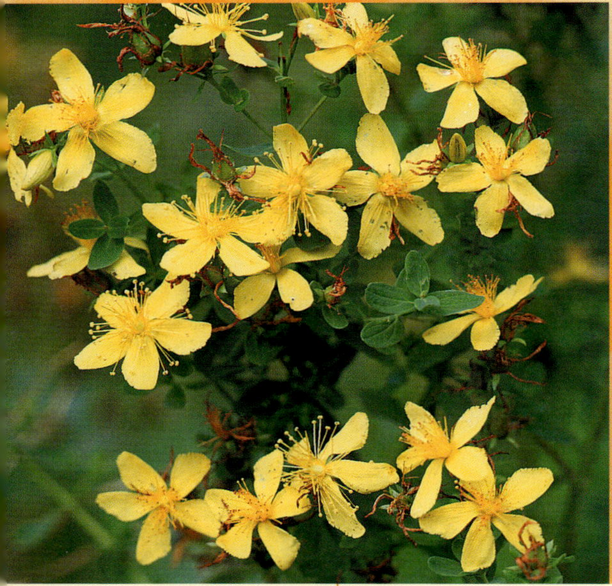

Nervösen, ängstlichen oder sich dem Reiter widersetzenden Pferden kann mit Johanniskraut geholfen werden.

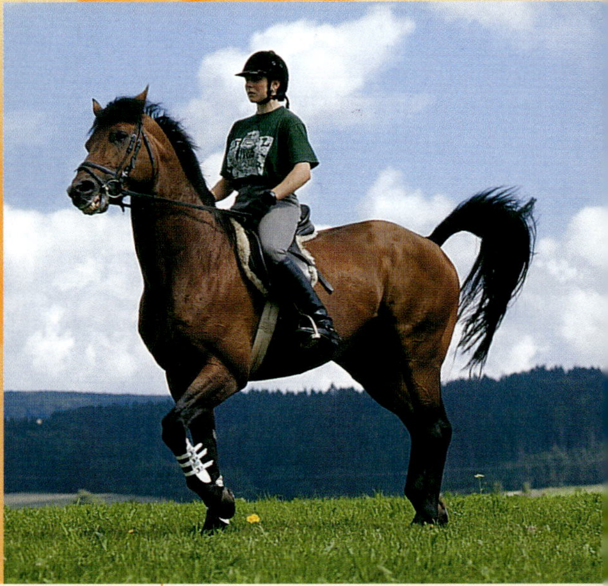

Johanniskraut
(Hypericum perforatum)

Schon der große Heilkundige Paracelsus untersuchte und schätzte die besondere Wirkung des Johanniskrauts. Inzwischen hat es auch in wissenschaftlichen Kreisen große Anerkennung gefunden und wird heute immer mehr in der Humanmedizin verordnet.

W Wichtig

Vorsicht bei Weidepferden! Johanniskraut macht die Haut lichtempfindlich. Es besteht die Gefahr eines Sonnenbrandes.

Aber auch den Pferden kann Johanniskraut helfen. Ängstlichkeit und Nervosität können ein Pferd gefährlich und manchmal unreitbar machen. Statt zu verzweifeln, sollte man öfter die Hilfe von Mutter Natur in Anspruch nehmen. Johanniskraut beruhigt die Nerven, macht ruhiger und ausgeglichen. Diese positive Erfahrung konnten wir bei unseren eigenen Dressurpferden machen, die während der Turniersaison durch Teemischungen mit Johanniskraut deutlich ruhiger wurden.

Bei Nervenverletzungen durch Operationen empfiehlt sich Hypericum in homöopathischen Tropfen für Pferde. Bei Wunden und Insektenstichen bringt Johanniskrautöl oft Linderung.

Kamille, echte
(Matricaria chamomilla)

Kaum eine Heilpflanze ist so intensiv erforscht wie die Kamille. Da sie überall wächst, ist sie leicht zu beschaffen und sehr bekannt. Die Wirkung der beliebten Blüten gilt innerlich wie äußerlich, antiseptisch, krampflösend, entzündungshemmend und beruhigend.

Tee und Sud sind die gebräuchlichsten Anwendungsarten. Bei Koliken und anderen Magen-Darm-Beschwerden wirkt warmer Kamillentee sehr schnell krampflindernd und entspannend.

Scheidenentzündungen und Euterentzündungen können zusätzlich zu den tierärztlichen Maßnahmen mit Kamille behandelt werden.
Chamomilla als homöopathisches Mittel wirkt bei aufsässigen und unleidlichen Pferden. Entzündungen im Maul spült man ebenfalls mit Kamillentee.
Nur die beliebte Anwendung am Auge ist nicht zu empfehlen, da nehmen Sie lieber Augentrost.

Kamillenblüten können Sie den ganzen Sommer über sammeln. Aber nicht bei zu hohen Temperaturen trocknen.

LINKS: ***Getrocknete echte Kamille – der Geruch weckt Kindheitserinnerungen.*** RECHTS: ***Kamillensud ist gut bei Entzündungen jeder Art, außer bei Entzündungen am Auge.***

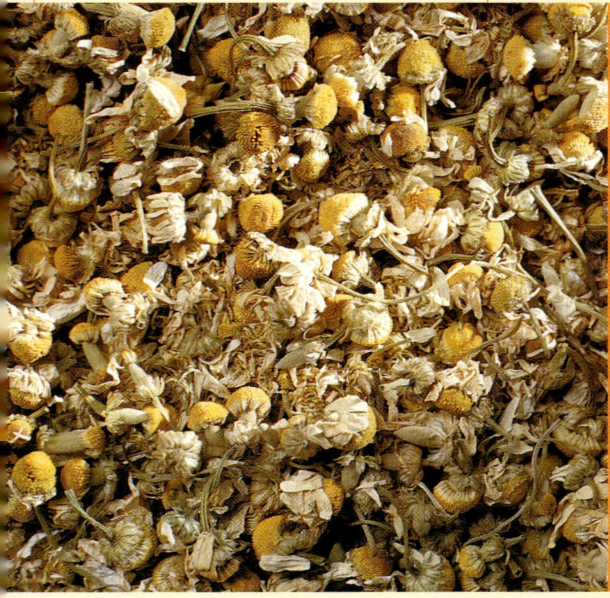

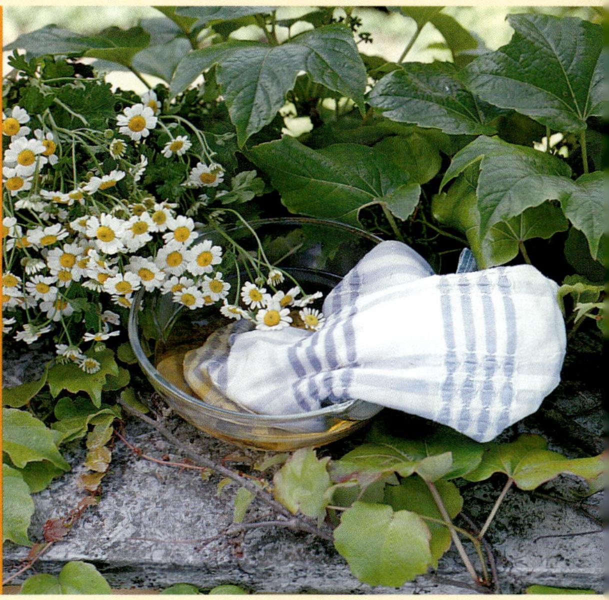

Dicke Pferde neigen häufiger zu Rehe. Gerade dann kann Klebkraut helfen. Die Menge können die Pferde selbst bestimmen.

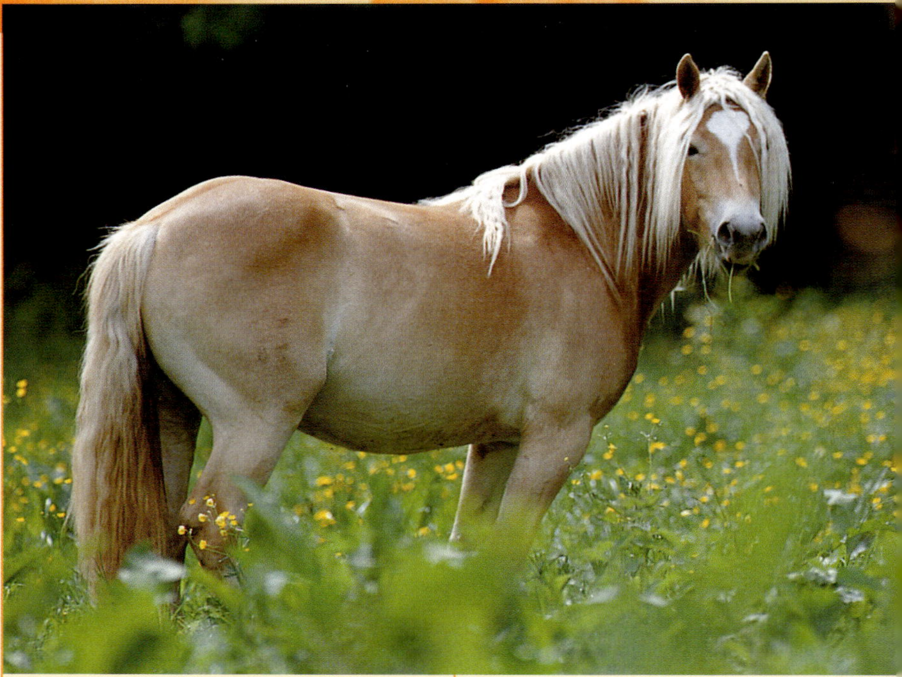

Klebkraut
(Galium oparine)

Klebkraut gehört zu meinen Lieblingsgewächsen. Es ist überall zu finden und ein wunderbares Mittel für Pferde. Schon im zeitigen Frühjahr sammle ich auf Spaziergängen Klebkraut für meine „reheanfällige" Araberstute Kaitra. Zusätzlich bekommt sie eine Teemischung mit dem getrockneten Kraut. Es hat einen positiven Einfluss auf den Blutkreislauf und das Lymphsystem, hilft bei Ödemen und dicken Beinen. Die Kieselerde im Klebkraut festigt die Hufe und lässt das Fell glänzen. Der frische Saft oder die gequetschten Blätter können eine erste Hilfe für kleine Wunden oder Blutungen sein.
Zur Behandlung von Geschwüren kann man Klebkraut ebenfalls ausprobieren.

T Tipp

**Besonders im zeitigen Frühjahr sollten Sie Ihrem Pferd oder Pony eine länger Kur mit Klebkraut verordnen.
Es wächst praktisch überall, selbst in der Stadt an alten Mauern oder Zäunen. Die beste Zeit, um Klebkraut zu „ernten", ist vor der Blüte und Samenbildung. Frisch kann es in größeren Mengen gefüttert werden.
Im Fellwechsel ist es eine ideale Hilfe.**

Gärtner und Landwirte sind keine Freunde des Klebkrauts, dennoch sollten sie ihm einen Platz auf der Weide gönnen.

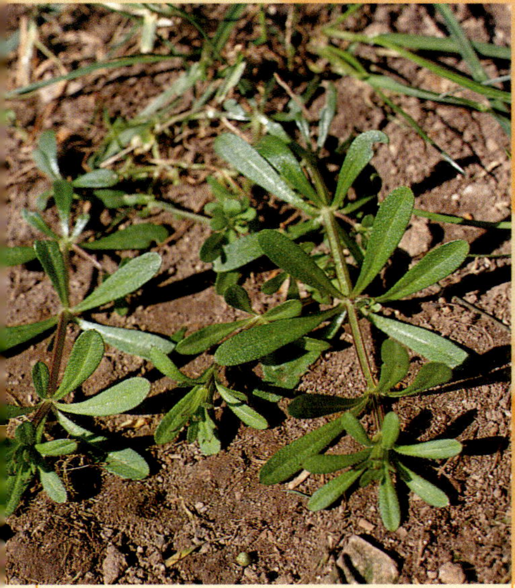

Neigt das Fohlen zu Blähungen, können Sie ihm Kümmel zufüttern.

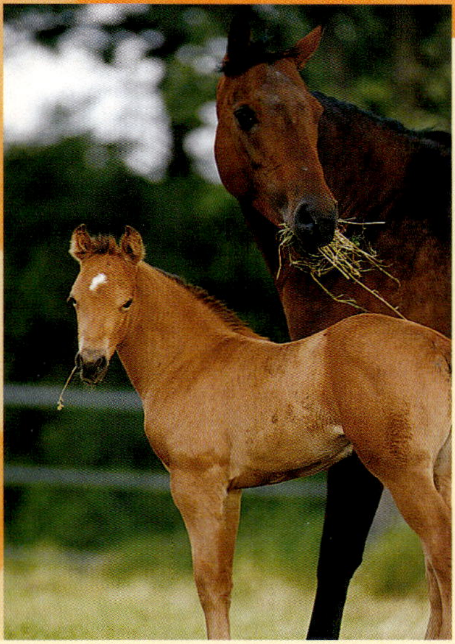

Ältere Pferde und Ponys, die zu geschwollenen Beinen neigen, sollten regelmäßig die Möglichkeit haben, Klebkraut zu fressen! Wenn in einer Ecke der Weide ein bisschen Klebkraut wächst, wird diese Stelle immer wieder von den Pferden aufgesucht.
Aber besonders unsere armen Stallpferde müssen ebenfalls täglich ihre Portion bekommen. Drei Hände voll frisches Klebkraut am Tag kann jedes Pferd vertragen.

Kümmel
(Carum carvi)

Als bekanntes Gewürz wird der Kümmel vielen Speisen zugesetzt, besonders um sie bekömmlicher zu machen. Auch bei Pferden schätzen wir die beruhigende Wirkung auf die empfindlichen Verdauungsorgane. Blähungen, die auch für Pferde sehr unangenehm, ja unter Umständen mit starken Schmerzen verbunden sind, werden durch Gaben von Kümmel behoben. Bei Weideauf- und -abtrieb, Futterumstellungen, Stress und Krankheiten wirkt der Kümmel krampflösend und sehr beruhigend. Säugende Stuten sollten Kümmel zur Anregung der Milchsekretion bekommen. Gleichzeitig wirkt er beruhigend auf die Verdauungsorgane des Fohlens.
Kümmel ist bei meinen Pferden als Tee sehr beliebt. Bei starken Blähungen empfiehlt es sich, die Kümmelfrüchte frisch zu mahlen oder zu stampfen und unter das Futter zu mischen.

OBEN: ***Lavendel können Sie auch sehr gut im eigenen Garten anpflanzen.***
UNTEN: ***Getrockneter Lavendel treibt lästige Fliegen aus dem Stall.***

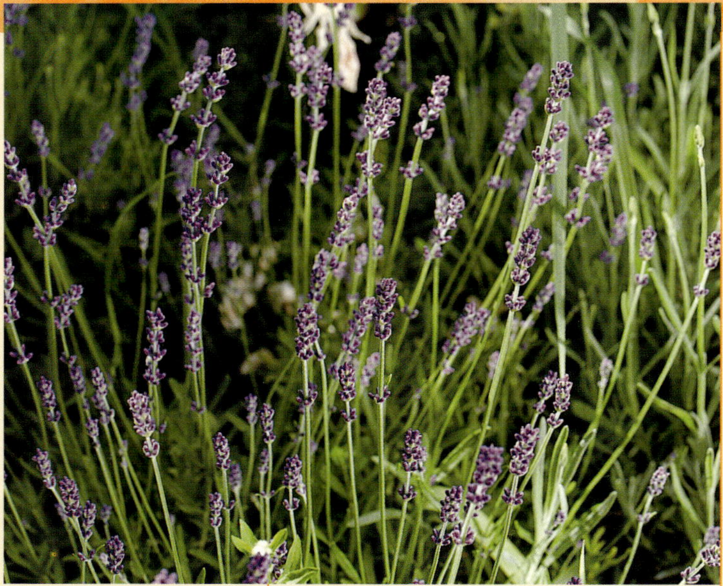

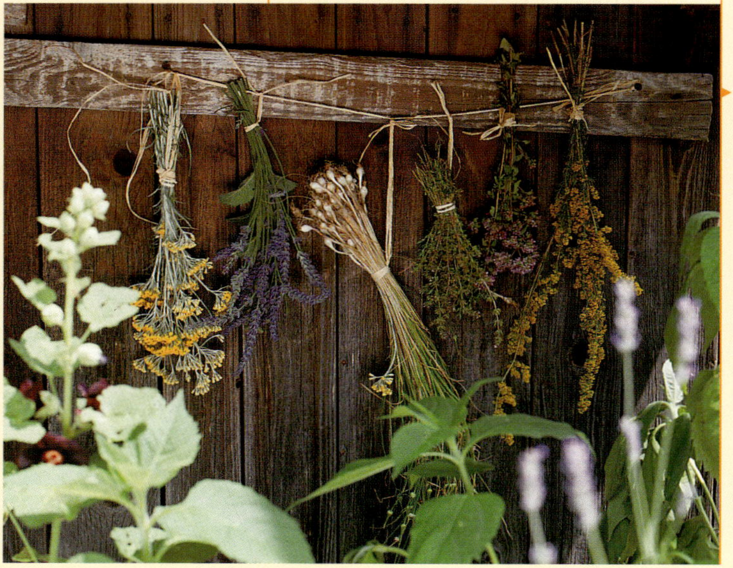

Lavendel
(Lavandula officinalis)

Seine traumhafte Farbe und der betäubende Duft sind ein Fest für die Sinne. Im Pferdestall aufgehängt, vertreibt der Lavendel Fliegen, Mücken und andere Plagegeister. Aber es gibt noch mehr positive Geschichten über die zauberhaften blauen Blüten. Lavendelöl lässt sich sehr gut mit anderen Ölen mischen und wirkt schmerzlindernd und antibakteriell. Bei Rheuma, Wunden, Läusen und Insektenstichen entfaltet es schnell seine Wirkung. Bei Ponys mit dem lästigen Sommerekzem ist Lavendel immer einen Versuch wert, weil es wirkungsvoll die Mücken abschreckt.

Innerlich wird Lavendel als Tee meist in Mischungen angeboten. Hier kommen seine beruhigenden Eigenschaften zum Einsatz. Getrocknete Lavendelblüten verbessern die Stallluft und halten zudem Motten aus den Winterdecken fern.
Planen Sie einen Urlaub in Frankreich? Dann bringen Sie sich reichlich Lavendelblüten mit nach Hause. Oder Sie pflanzen ihn in Ihren eigenen Garten. Zwischen Rosen gesetzt erfreut Lavendel nicht nur das Auge, sondern vertreibt auch die lästigen Läuse. Auch in kleinen Balkonkübeln entfaltet er seine Pracht. Die beste Erntezeit ist der Sommer, kurz bevor die Blüten sich öffnen.

Im Frühling pflücken unsere Pferde den Löwenzahn selbst von der Wiese.

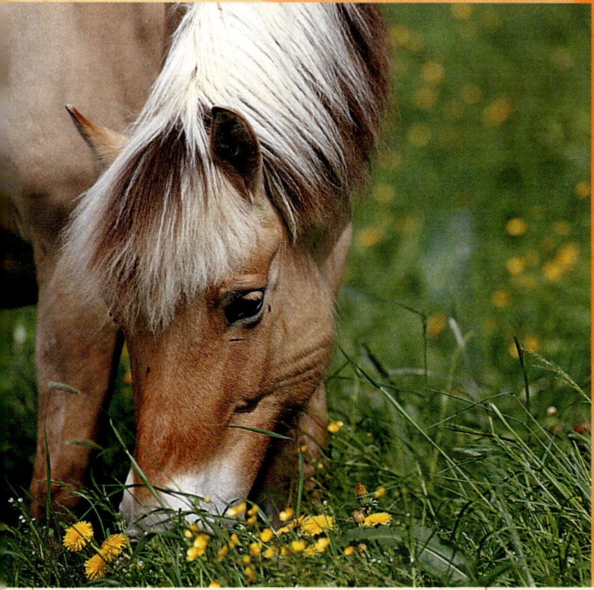

Löwenzahn wird frisch oder getrocknet als Tee verfüttert. Auch die Wurzeln können verwendet werden.

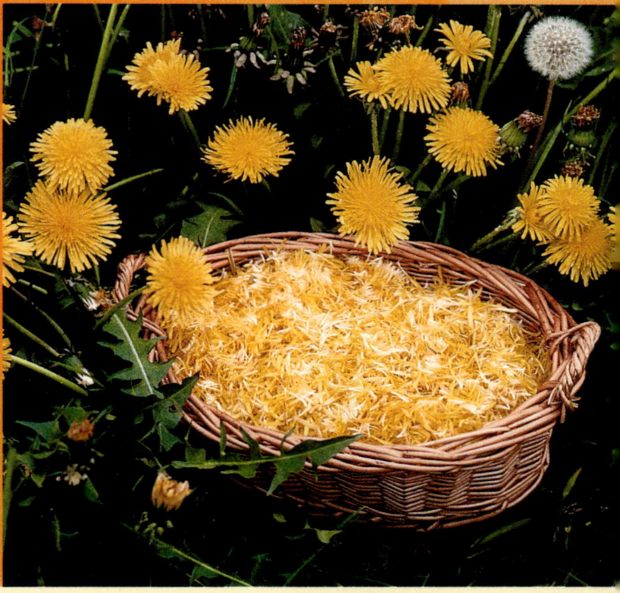

Löwenzahn
(Taraxacum officinale)

Es ist erstaunlich, wie natürlich gehaltene Pferde wissen, was gerade besonders gesund für sie ist. Wenn der Löwenzahn blüht, bewegt sich unsere alte Dame Polly von Blüte zu Blüte und rupft sie aus. Welche der vielen Eigenschaften des gelben Wunders sie am meisten schätzt, weiß ich leider nicht, aber er hilft ihr bestimmt.

Löwenzahn ist die ideale Frühjahrskur für Pferde, er gilt als blutreinigend und appetitanregend. Leberleiden, Rheumatismus und chronische Ekzeme werden verbessert und auch bei Hufrehe sollte an ihn gedacht werden. Bei Warzen ist Löwenzahnsaft äußerlich unentbehrlich und wird mehrmals täglich aufgetragen. Erstaunlich ist der hohe Vitamin-A-Gehalt, der Löwenzahn schlägt da noch die beliebte Karotte. Er kann frisch, getrocknet oder als Tee verabreicht werden.

Tipp T

Nicht nur für unsere Pferde ist der Löwenzahn ein Power-Vitaminspender. Aus den Blättern können Sie einen schmackhaften Salat zaubern. Kräuterhexen kreieren sogar aus den schönen gelben Blüten einen ausgezeichneten Wein.

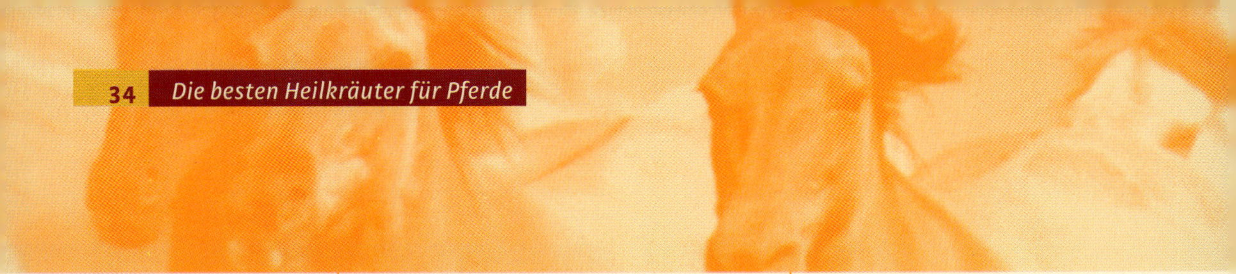

Mädesüß (Filipendula ulmaria) Wiesengeißbart

Als eines der besten Heilkräuter für das Verdauungssystem schützt Mädesüß Magen und Darm, bindet überschüssige Säure, wirkt krampflösend und hilft bei Durchfall.

Mädesüß gilt als das Aspirin der Pflanzenwelt, aber ohne Nebenwirkungen. Dadurch kann es bei Schmerzen aller Art eingesetzt werden (Fieber, Rheuma, Muskel- und Gelenkschmerzen). Älteren Pferden verschafft man Erleichterung bei vielen altersbedingten Beschwerden, die Herzfunktion wird unterstützt, das Magen-Darm-System gefestigt und rheumatische Anfälle gelindert.

Äußerlich hilft Mädesüß bei der Wundheilung, Muskelschmerzen und Rheuma. Bei Wunden den Sud oder Tee aussieben und mit einem sterilen Tuch abtupfen. Mädesüß eignet sich ausge-

Die kleinen weißen Blüten des Mädesüß duften nach Mandeln und werden im Sommer, wenn sie voll aufgeblüht sind, geerntet.

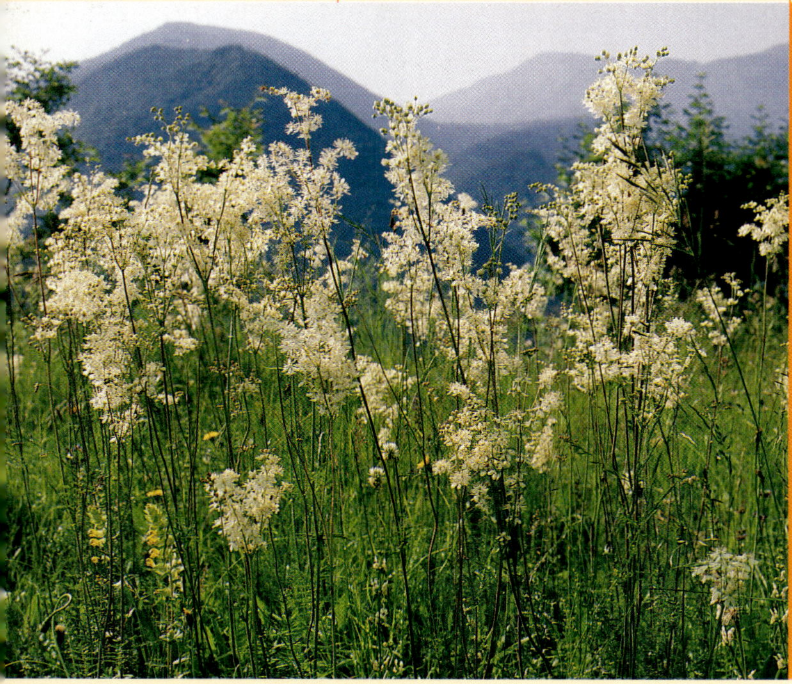

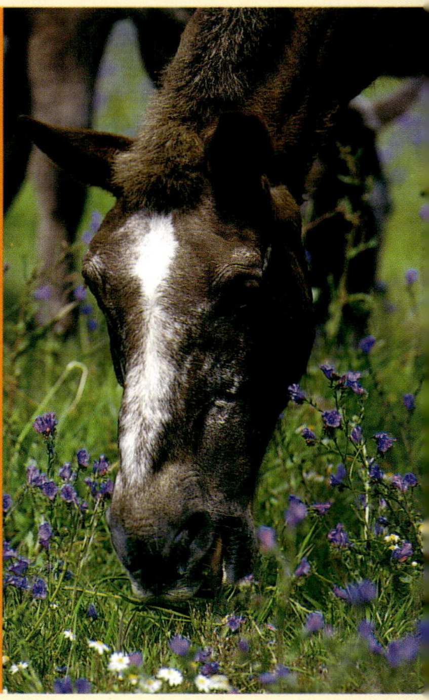

Die Mariendistel steht unter Naturschutz und darf nicht gepflückt werden.

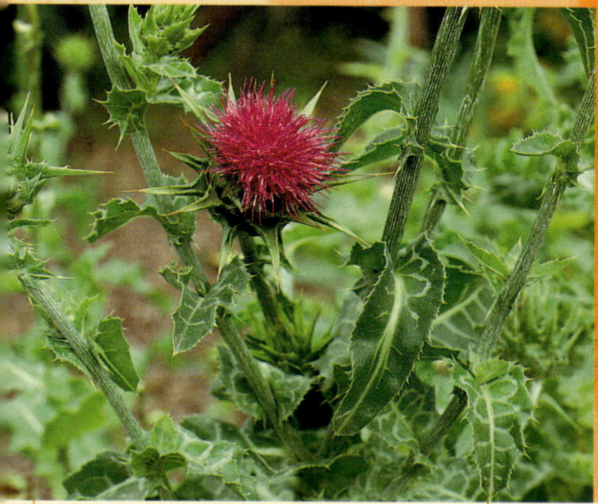

Besonders für Stuten lohnt sich eine längere Kur mit der Mariendistel.

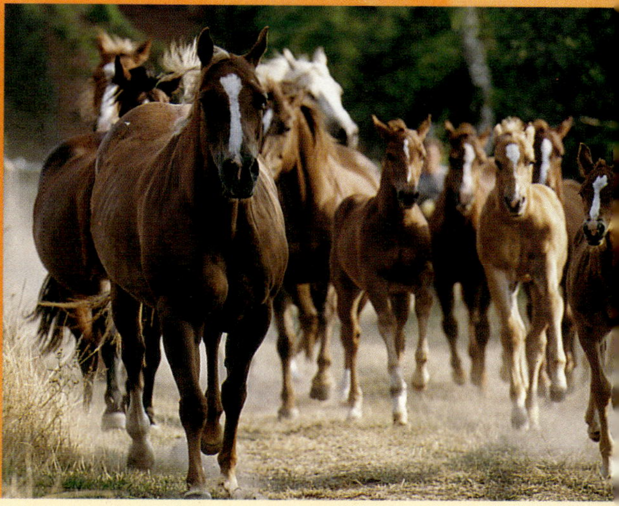

zeichnet zur Mischung mit anderen Kräutern und kann über einen längeren Zeitraum genommen werden.

Mariendistel
(Silybum marianum)

Bitte nicht pflücken gilt als oberstes Gebot. In freier Natur gibt es die Mariendistel nur noch selten und darum steht sie unter Naturschutz. Es ist erstaunlich, wie Pferde mit den stacheligen Disteln fertig werden und sie fressen. In der Regel jedoch geben wir den frischen oder getrockneten Distelsamen ins Futter. Bekannt ist die Mariendistel als Lebermittel und besonders bei Vergiftungen und anderen Leberschäden unbedingt einzusetzen. Herz- und Kreislaufprobleme werden ebenfalls günstig beeinflusst.

Bei starker Verwurmung unterstützt Mariendistel die Einnahme der Wurmkuren, die mit dem Tierarzt abgesprochen werden sollten. Eine Kur zur Entgiftung sollte mindestens vier bis sechs Wochen dauern, da die Mariendistel nur langsam vom Körper aufgenommen wird. Auch für Stuten lohnt sich eine spezielle Kur, da sie das weibliche Hormonsystem stabilisiert.

Tipp T

Disteln, die auf Ihrer Weide oder im Garten stehen, dürfen gesammelt werden. Vergessen Sie aber nicht, Handschuhe anzuziehen!
Wenn die Distelköpfe abgeblüht sind, bilden sich weiße „Pusteblumen"! Das ist das Zeichen, dass der Samen reif ist und Sie jetzt ernten können. Zerkleinern Sie vor dem Füttern den Samen, er wird dann vom Organismus noch besser verwertet.

Minze im Garten vermehrt sich schnell und bleibt ein beliebtes Kraut für Mensch und Tier.

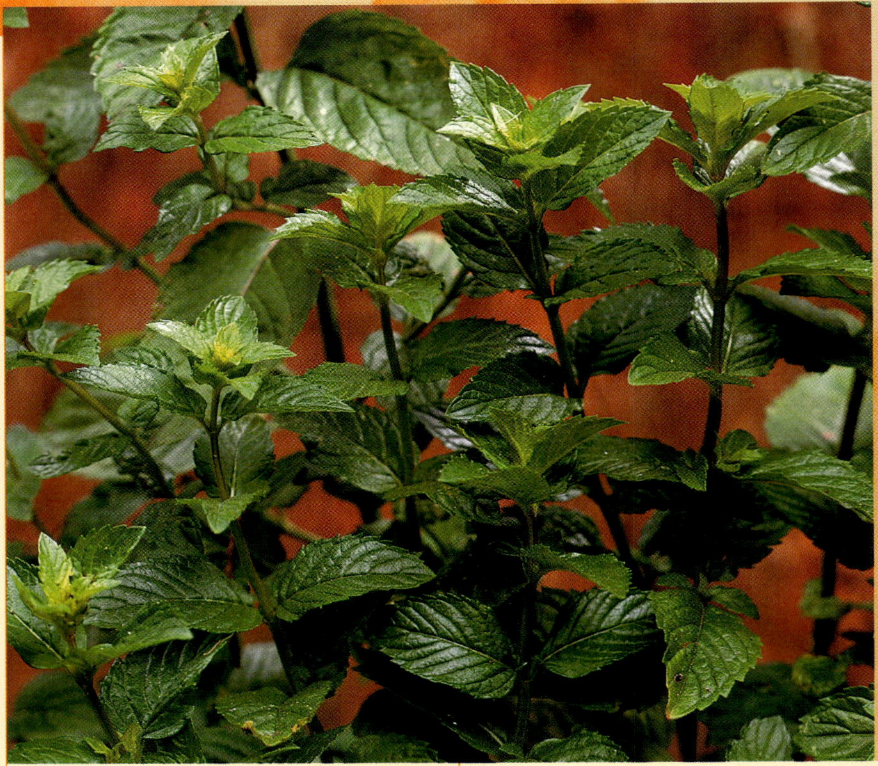

Minze
(Mentha piperita)

Minze könnte ebenfalls auf jeder Pferdeweide gepflanzt werden. Wenn Sie dazu keine Gelegenheit haben, gönnen Sie Ihren Lieblingen öfter einen guten Tee oder auch frische bzw. getrocknete Kräuter. Der Geschmack der Minze ist bei Pferden sehr beliebt und hilft ihnen bei vielen Beschwerden. Jedes Futter wird durch Minze besser verdaut, darum bei Futterumstellungen immer daran denken (Weide, Silage, Stroh). Vorbeugend bei Koliken und gegen Blähungen, ja sogar bei Magengeschwüren schwören alte Pferdekenner auf die Minze. Die schleimlösende Wirkung ist erwünscht und bringt bei Husten und Bronchitis schnell Erleichterung.

Äußerlich ist das Minzöl juckreizstillend und daher hilfreich bei Sommerekzem, Pilzen und Insektenstichen. Nach dem Absetzen des Fohlens fördert die Minze die Rückbildung des Euters.

Mistel stärkt als Aufbaupräparat Herz und Kreislauf.

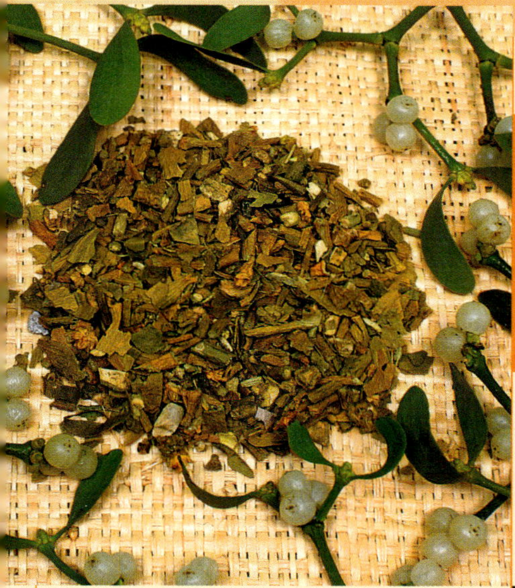

Tipp

Haben Sie ein älteres Pferd oder Pony oder war die Turniersaison sehr lange und anstrengend? Dann geben Sie Ihrem Pferd vier Wochen lang täglich Mistel. Es darf auch eine Kräuter- oder Teemischung sein. Schon nach kurzer Zeit können Sie bemerken, wie das Pferd sich regeneriert, wacher und lebhafter wird.

Mistel
(Viscum album)

Es ist inzwischen wohl hinreichend bekannt, dass die Mistel bei Mensch und Tier das Tumorwachstum hemmen kann und intensiv das Immunsystem anregt. Wir überlassen die Infektionen grundsächlich dem Tierarzt und nutzen die Mistel als Kraut oder Tee.

Für ältere Pferde ist die Mistel ein Jungbrunnen, weil sie Herz und Kreislauf stärkt und gegen Arthrose eingesetzt wird. Pferde, die zu intensiv trainiert wurden oder lange krank waren, sollten zur Unterstützung und zum Aufbau mit Mistel versorgt werden. Homöopathisch ist Viscum album sehr hilfreich bei Bronchitis, Dämpfigkeit und Arthrosen sowie zur Unterstützung des Altersherzen. Sprechen Sie mit Ihrem Tierarzt, wie Sie bei Tumoren seine Behandlung unterstützen können.

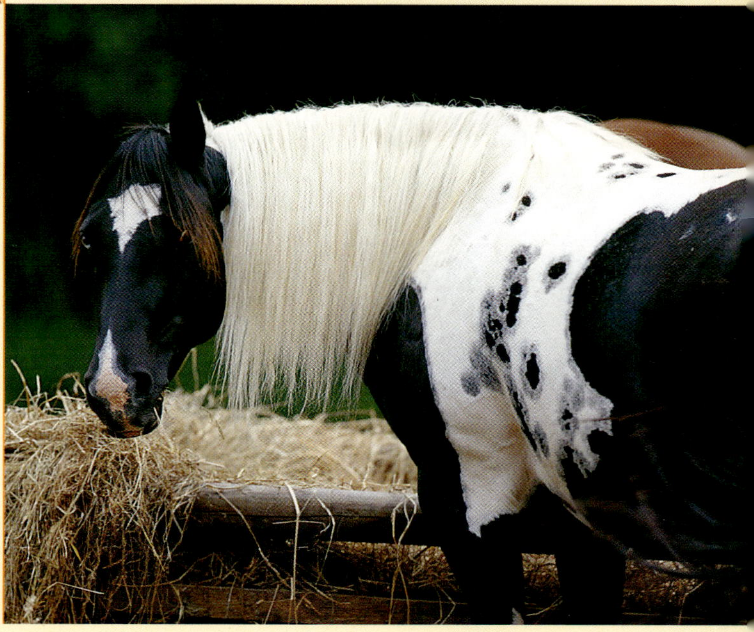

Hormonelle Schwankungen können Stuten und Hengste unberechenbar machen.

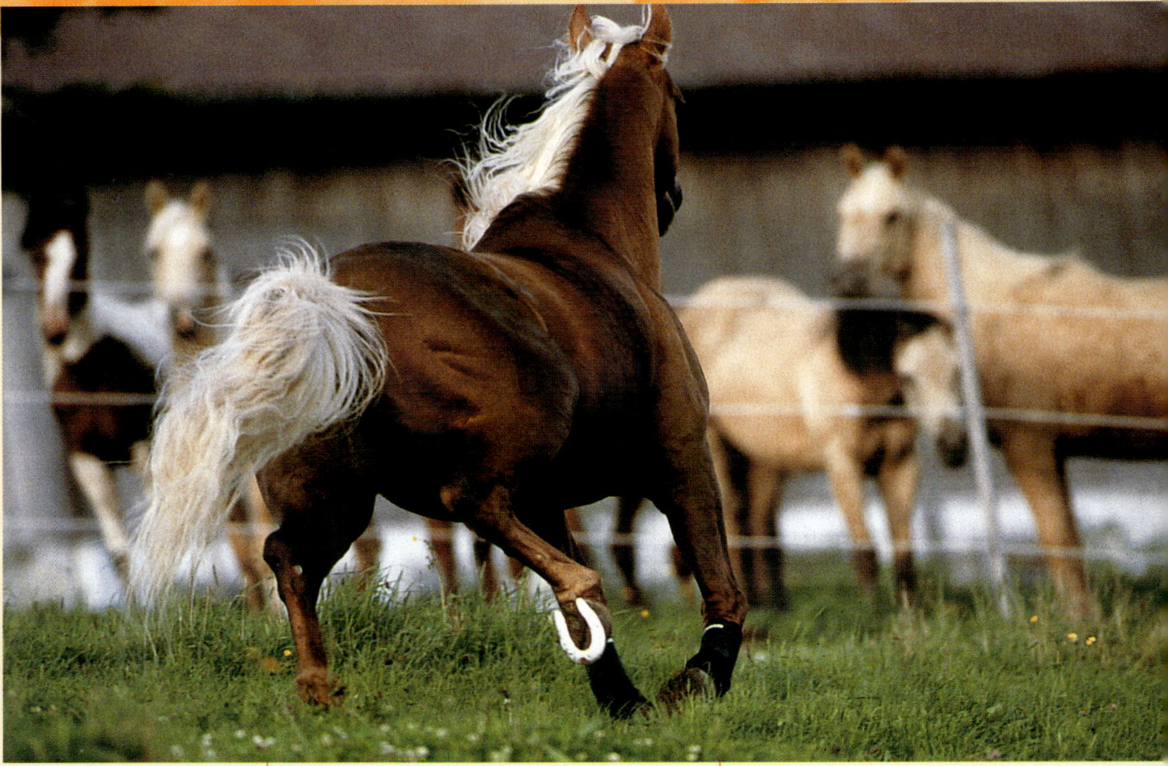

Mönchspfeffer
(Vitex agnus castus)

Die Umgänglichkeit und Reitbarkeit unserer Pferde sowie ihre Eignung zur Zucht wird unter anderem auch durch Hormone gesteuert. Störungen im Hormonhaushalt der Pferde können unter Umständen gefährlich für den Menschen werden, der mit ihnen umgehen möchte.
Auch für diese Probleme hat Mutter Natur eine Hilfe bereitgestellt. Der Mönchspfeffer wurde in den letzten Jahren gründlich geprüft. Seine Inhaltsstoffe Flavonoide und Iridoide wirken eindeutig regulierend auf die Hormonproduktion. Bei Stuten, die nicht rossig werden, kann die Pflanze den Zyklus normalisieren und stabilisieren. Stuten, die während der Rosse unreitbar oder bösartig sind, können mit Mönchspfeffer behandelt werden. Auch schwierige Hengste sprechen oft positiv auf Früchte und Samen dieser Heilpflanze an.

W Wichtig

Bei trächtigen Stuten sollten Sie die Fütterung von Mönchspfeffer mit dem Tierarzt absprechen.

Kein Kräutergarten ohne Petersilie. Ihre Pferde werden es ihnen danken – auch bei den Vierbeinern ist das Kraut sehr beliebt.

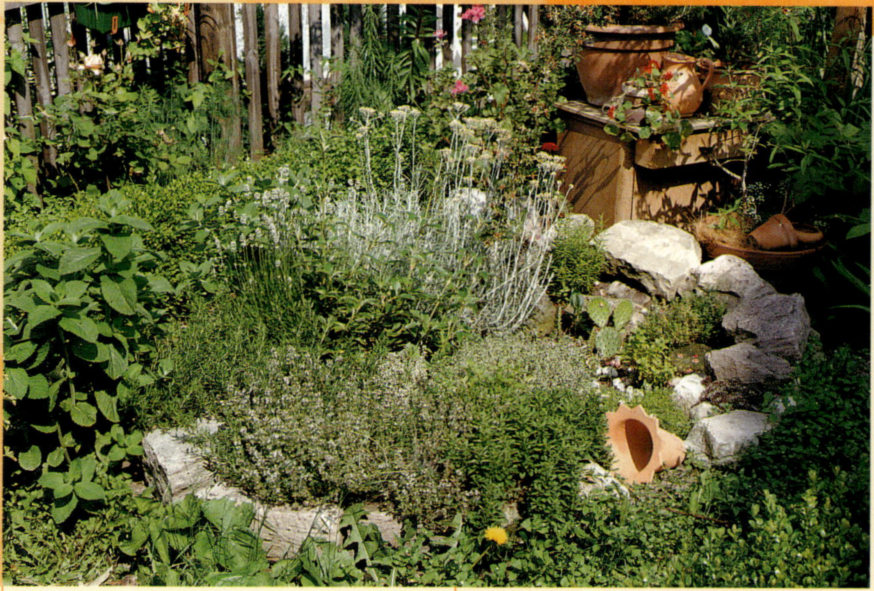

Petersilie
(Petroselinum crispum)

Unser beliebtestes Küchenkraut darf auch auf der Pferdespeisekarte nicht fehlen. Frische Petersilie, in einem für Ponys erreichbaren Garten, ist in Windeseile vertilgt. Petersilie ist sehr leicht zu ziehen, das geht selbst auf der Fensterbank. So können Sie ihrem Pferd öfter mal ein Sträußchen in den Stall bringen.

Der hohe Vitamingehalt der Petersilie macht die Pferde munter und stärkt die Immunabwehr. Sie entgiftet den Körper und stimuliert alle Organe. Bei kranken, schwachen Pferden wird der Appetit angeregt und die Blutbildung gefördert. Petersilie unterstützt die Verdauung, wirkt harntreibend und hilft bei Rheuma.

Wichtig

Vorsicht: Petersilie regt die Wehentätigkeit an.

Da Petersilie das ganze Jahr über frisch zur Verfügung steht, sollte es auch frisch verfüttert werden. Eine Überdosierung ist fast nicht möglich. Geben Sie Petersilie getrocknet, dann streuen Sie wie üblich ca. 30 g über das Futter .

Beim Mönchspfeffer finden Samen und Früchte Verwendung.

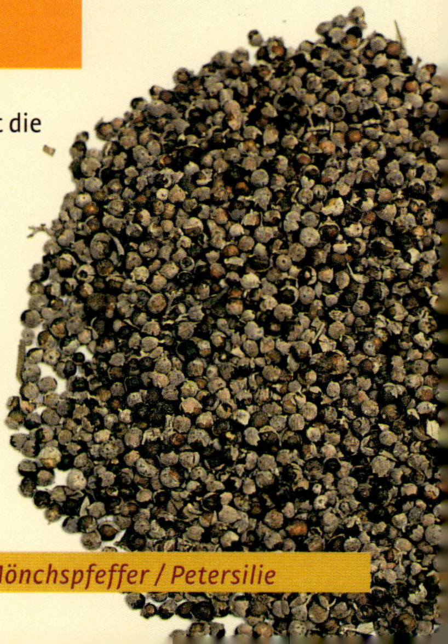

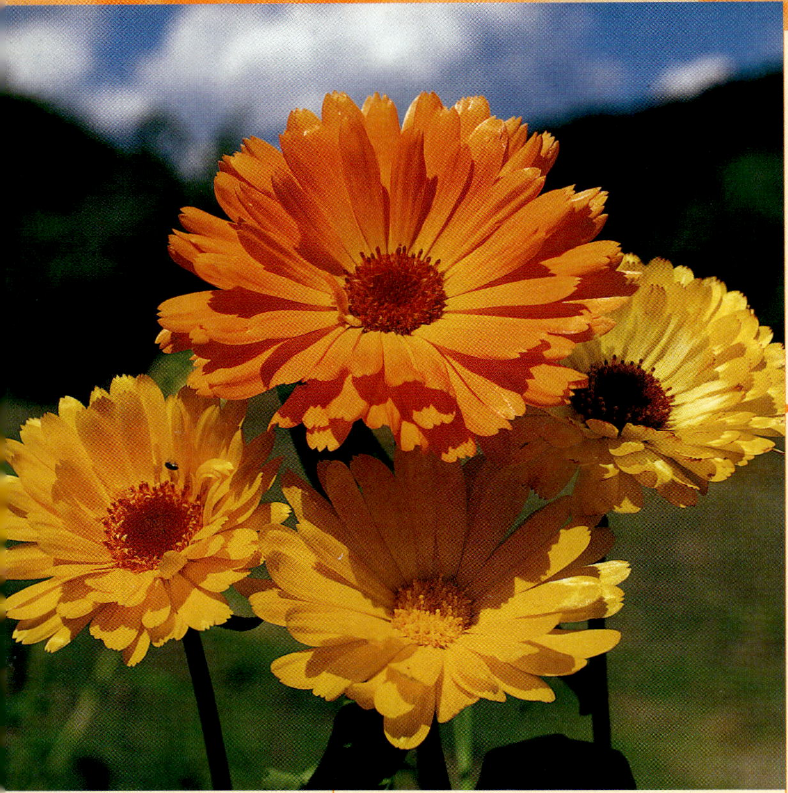

Die Ringelblume gehört in jede Stallapotheke und lässt sich überall anpflanzen.

Ringelblume
(Calendula officinalis)

Sie gehört zu den Pflanzen, die die Hitliste der bekannten Heilblüten anführen. Ihre leuchtenden gelben Blüten enthalten eine bedeutende Anzahl heilender Substanzen (Bitterstoffe, Saponine, Flavonoide).

Besonders in der Wundheilung und der Behandlung zahlreicher Haut- und Fellprobleme ist die Ringelblume unentbehrlich. Sie wirkt gegen Bakterien und Pilze, ist entzündungshemmend und adstringierend. Innerlich angewendet hilft die Ringelblume bei Magengeschwüren und Magenentzündungen. Sie hat eine hervorragende Wirkung auf das Lymph- und Harnsystem und wirkt blutreinigend.

Äußerlich sind Tinkturen und Salben überall nützlich. Entzündungen am Auge oder im Maul, bei kleinen Wunden, Mauke, Strahlfäule, Sommerekzem und Pilzerkrankungen. Die gelben Blüten werden vorsichtig gesammelt und getrocknet, die gelbe Farbe soll möglichst erhalten bleiben. Sommer und Herbst sind ideal zum Sammeln. Ringelblumenprodukte sind jedoch auch überall im Handel erhältlich.

Rosmarin
(Rosmarinus officinalis)

Als schmackhaftes Gewürz ist Rosmarin in der Küche bekannt, doch schon im Altertum wurde er als Heilpflanze kultiviert. Seinen ätherischen Ölen verdankt der Rosmarin die medizinischen Eigenschaften.
Innerlich wirkt er krampflösend, harntreibend und stimulierend. Für die äußere Anwendung schätzt man seine antiseptische und wundheilende Wirkung. Zahnprobleme und Hautleiden

Tinkturen und Salben aus der Ringelblume können auch selbst hergestellt werden.

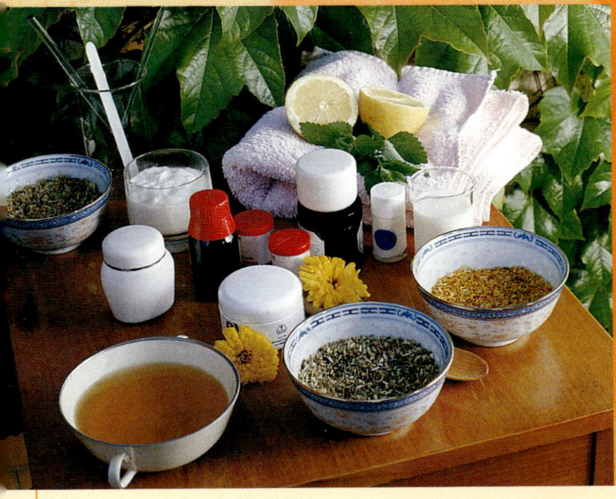

Rosmarintee in Kombination mit Fenchel, Kümmel und Anis wirkt entkrampfend.

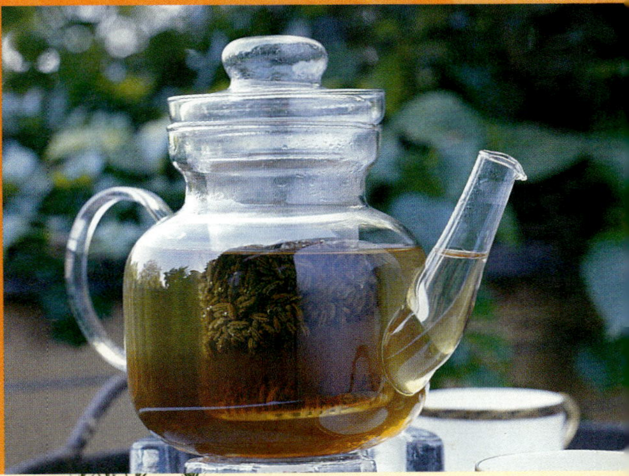

werden verbessert. Da der Rosmarin ein geeignetes Mittel zur Blutreinigung ist, passt er gut in unsere Frühjahrskur. Er regt den Kreislauf an und mildert Stress und nervöse Unruhe. Seine ätherischen Öle wirken entspannend und lindernd. Bei Rheuma, Muskelverspannungen und Verkrampfungen kann Rosmarinöl an den betroffenen Partien einmassiert werden. Ihre Pferde werden es Ihnen danken. Ein Teeaufguss in Verbindung mit Anis, Fenchel und Kümmel beruhigt das Magen-Darm-System. Mit Eisenkraut und Löwenzahn wirkt Rosmarin unterstützend bei Leberproblemen.

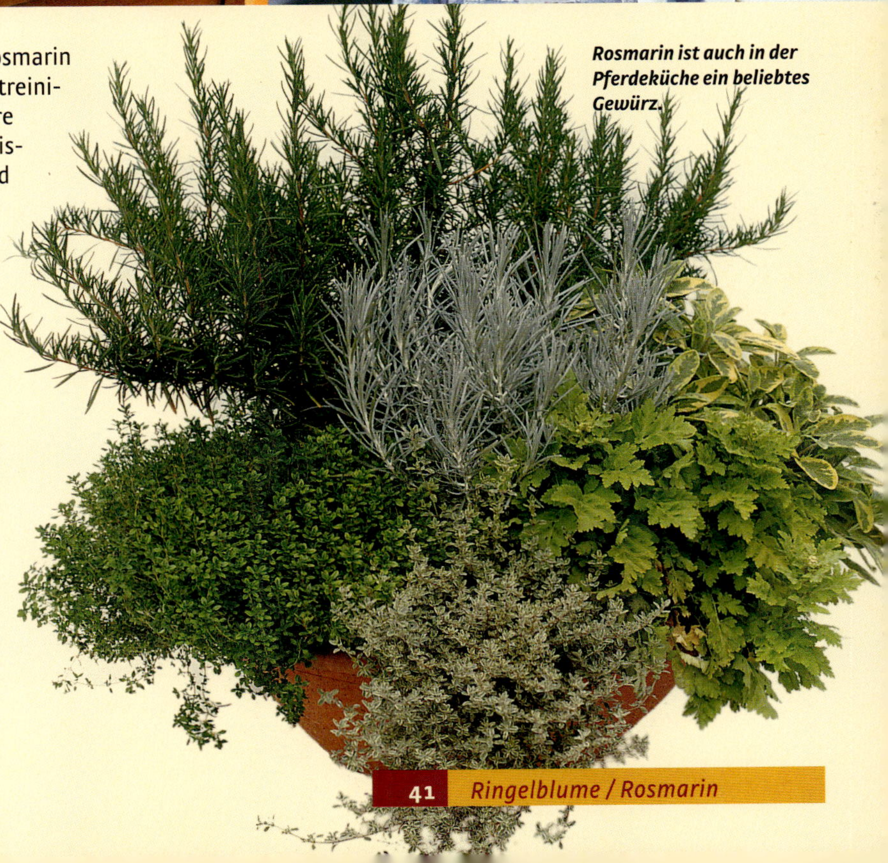

Rosmarin ist auch in der Pferdeküche ein beliebtes Gewürz.

In Klostergärten war der Salbei schon im neunten Jahrhundert verbreitet.

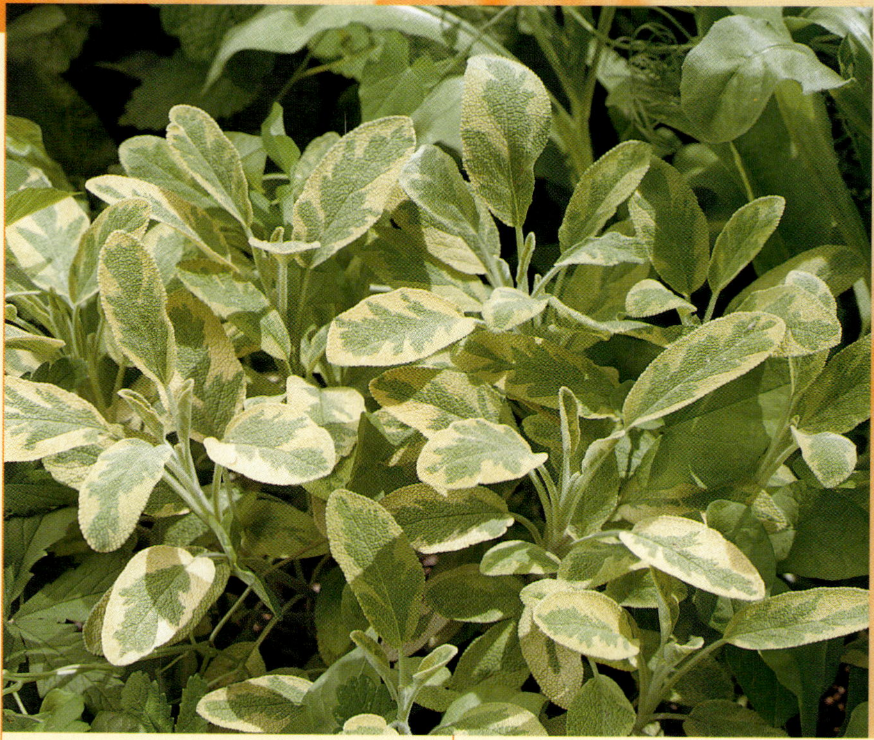

Salbei
(Salvia officinalis)

Bekannt ist der Salbei als Heilpflanze für alle Entzündungen im Mundbereich und bei Husten und Grippe. Inzwischen ist seine vielseitige Wirkung auch im Pferdestall bekannt. Salbei gilt als keimtötend und zusammenziehend, daher eignet er sich besonders gut für jede Art von Wundsein und Verletzungen. Erfolgreich eingesetzt wird er bei Geschwüren in der Maulhöhle oder an den Zähnen. Seine ätherischen Öle fördern die Verdauung und den Abgang von unerwünschten Gasen. Salbei gilt als „natürliches Antibiotikum" und kann als solches – nach Absprache mit dem Tierarzt – eingesetzt werden.

W Wichtig

Vorsicht: Tragende Stuten dürfen keinen Salbei bekommen, er wirkt wehenfördernd und kann die Milchproduktion einschränken.

Im Winter empfehlen sich bei Husten und Bronchitis Inhalationen mit Schafgarbe.

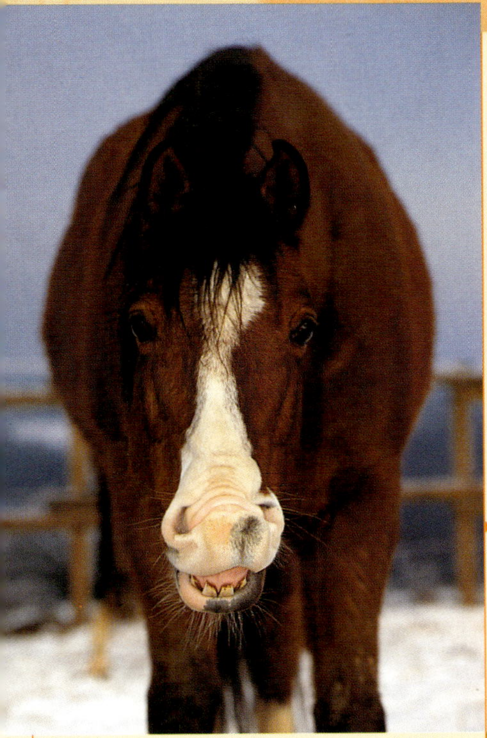

Hustenmischungen und Tees werden häufig mit Salbei angereichert, auch bei Fieber lohnt sich ein Versuch.

Schafgarbe
(Achillea mille folium)

Mit Lavendel und Knoblauch gemeinsam ist die Schafgarbe ein echter Fliegenschreck. Hängen Sie das Kraut büschelweise in den Stall, und die Plagegeister machen sich davon. Dieses Volksheilmittel wird auf der Weide gern von den Pferden gefressen, und falls es auf Ihrer Weide nicht wächst, sollten Sie Schafgarbe zufüttern. Sie wirkt krampflösend, wundheilend, antiseptisch und blutstillend. Bei kranken und fiebernden Pferden regt sie den Appetit an und stärkt. Bei Rehe und Hufrollenerkrankung wird die wichtige Durchblutung der oberen Gefäße angeregt. Sie ist hilfreich bei Rheuma und fördert die Heilung von Wunden und geplatzten Gefäßen (Nasenbluten).

Äußerlich können mit Kompressen und Waschungen Hautleiden und entzündete Wunden behandelt werden. Bei Husten und Bronchitis empfiehlt sich Inhalation. Frische Verletzungen werden mit den Blättern der Schafgarbe versorgt, bis der Tierarzt kommt.

Bei der Schafgarbe werden die ganze Pflanze, Stängel, Blätter und Blüten während der Blütezeit gepflückt.

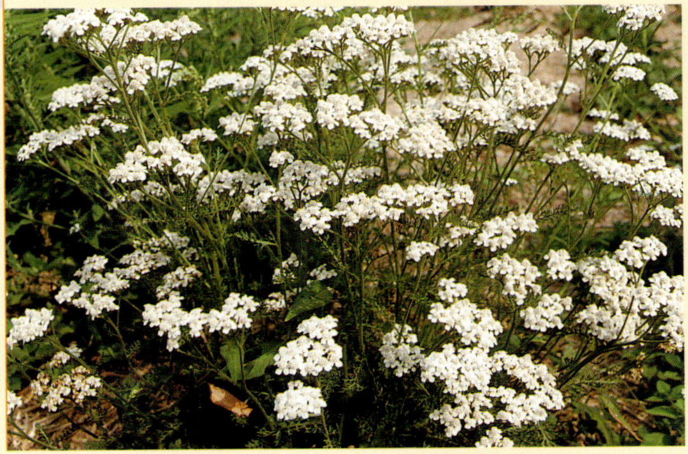

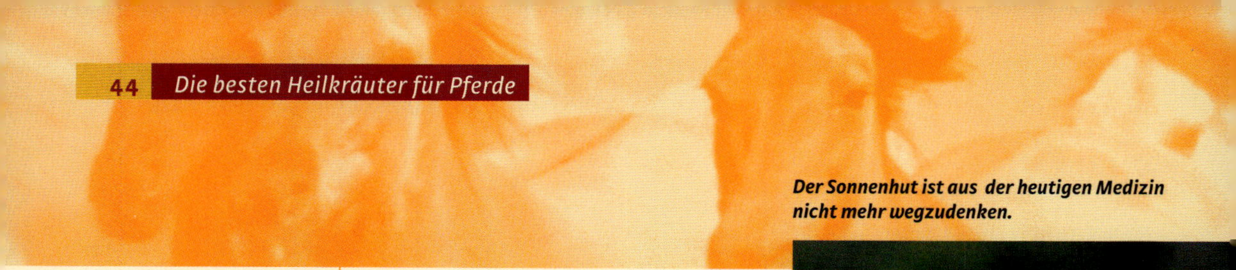

Der Sonnenhut ist aus der heutigen Medizin nicht mehr wegzudenken.

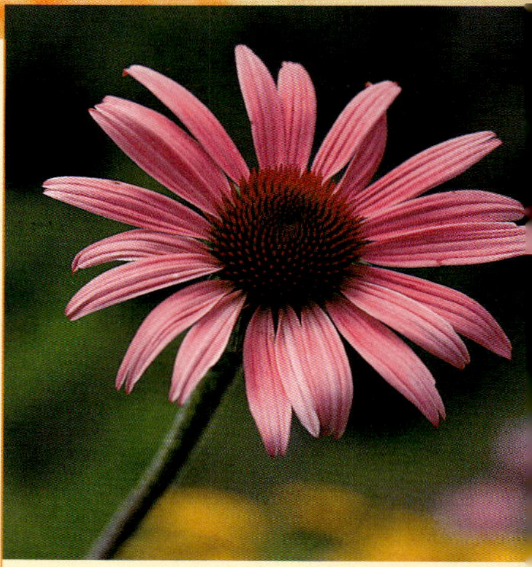

Sonnenhut
(Echinacea angustifolia)

Der Sonnenhut, die heilige Pflanze der Indianer Nordamerikas, ist bekannt als große Hilfe für das Immunsystem. Wenn in unseren Ställen im Frühjahr oder Herbst der Husten einzieht, ist es höchste Zeit, kranken wie auch gesunden Pferden täglich eine Dosis Sonnenhut zu verabreichen.
Bei allen Infektionskrankheiten und zusätzlich zu jedem Antibiotikumeinsatz sollte den Pferden Sonnenhut gegeben werden. Besonders nach langen und hartnäckigen Infekten sowie bei chronischen Entzündungsvorgängen bringt er die Pferde wieder in Schwung.

Innerlich gibt es den Sonnenhut als Saft oder Tropfen, Sie können aber auch täglich geschnittene Wurzeln ins Futter streuen. Äußerlich wirkt der

Sonnenhut stärkt das Immunsystem von Weidepferden das ganze Jahr über.

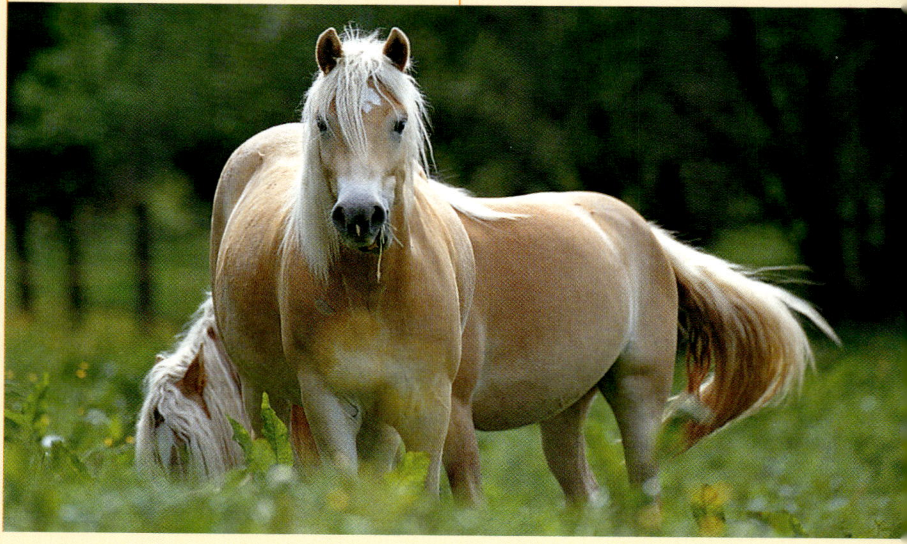

In Europa wird Thymian hauptsächlich als Küchengewürz kultiviert.

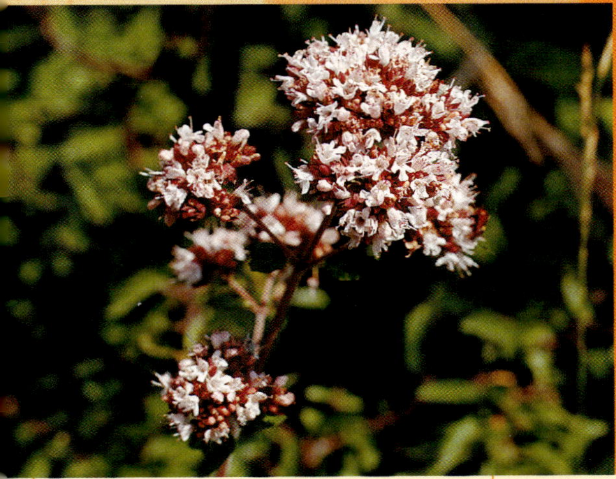

Der aromatisch duftende Thymian bevorzugt trockene, sonnige Standorte.

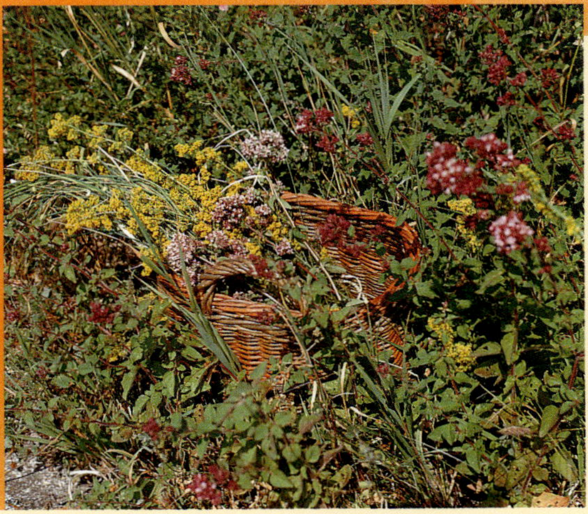

Sonnenhut bei Hautpilz, Entzündungen im Maul oder am Auge und bei infizierten Wunden. Hier kommen Presssaft oder Salbe zum Einsatz.

Thymian
(Thymus vulgaris)

Auch dieses feine Kraut ist in der Gewürzküche bekannt. Bei unseren Ponys und Pferden nutzen wir seine zahlreichen Inhaltsstoffe für viele innerliche und äußerliche Probleme. Thymian ist ein ideales Heilkraut gegen Husten, Bronchitis und andere Entzündungen der Atmungsorgane. Auch bei regelmäßigen Wurmkuren kann er unterstützend gegeben werden, besonders wenn die Pferde auf sehr verwurmten Weiden stehen. Pferde, die zu Blähungen neigen, fühlen sich wohler, wenn sie ab und zu eine kleine Gabe Thymian bekommen. Bei Stuten fördert er den Abgang der Nachgeburt und hilft bei Infektionen der Gebärmutter.

Der Sud aus Thymian wirkt gegen Krankheitserreger und hilft bei eitrigen Wunden und Pilzbefall. Schlecht heilende Wunden sollten Sie regelmäßig abwaschen. Thymol, das im Thymian enthaltene ätherische Öl, ist in großen Mengen giftig. Lange Thymiananwendungen können die Verdauungsorgane reizen und zu Durchfall führen.

Wichtig

Vorsicht: Thymian nicht an tragende Stuten füttern. Thymian sollte auch nicht in großen Mengen und zu lange verabreicht werden.

Im Frühjahr erfreut uns der Weißdorn mit seinen zauberhaften Blüten.

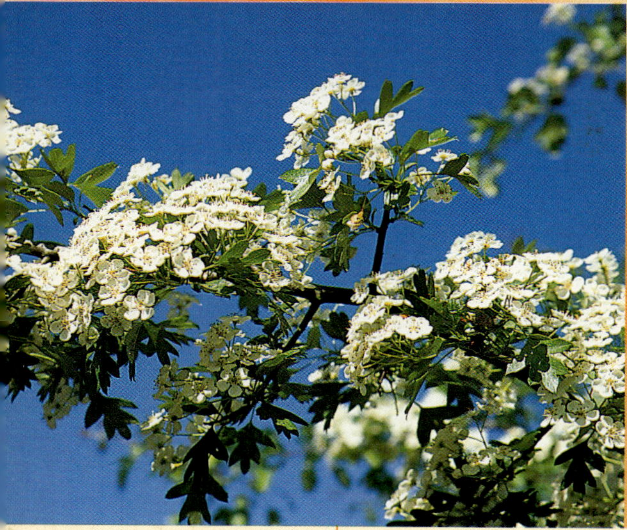

Weißdorn, über einen langen Zeitraum gegeben, macht aus alten, müden Pferden wieder lebensfrohe Weidegenossen.

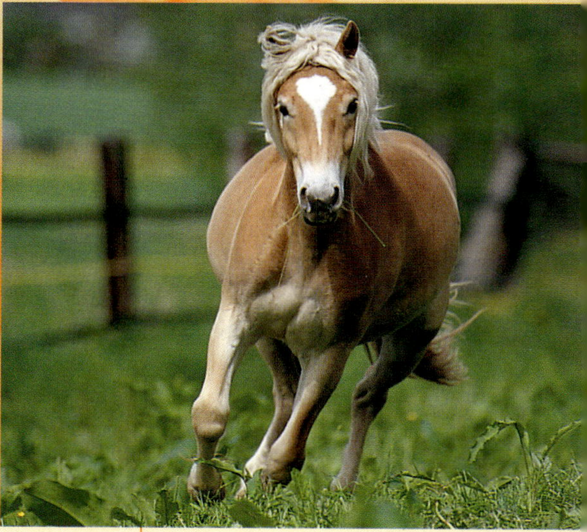

Weißdorn
(Crataegus)

Unumstritten gilt der Weißdorn als das natürliche Herzstärkungsmittel Nummer eins. Er muss jedoch unbedingt als Langzeittherapie verabreicht werden. Pferde reagieren sehr positiv auf den Weißdorn, und ich konnte schon oft feststellen, dass sie ihn auf der Weide freiwillig fressen.

Bei großer Hitze im Sommer sollten besonders alte Pferde regelmäßig Crataegus bekommen, um den Kreislauf zu stützen und den Blutdruck zu stabilisieren. Selbst bei Hufrollenerkrankung und Rehe kann neben anderen tierärztlichen Maßnahmen über einen längeren Zeitraum Crataegus gegeben werden. Bei allen Krankheiten, auch Koliken, ist es wichtig, den Kreislauf stabil zu halten. Weißdorn kann als Tee oder als Tropfen verabreicht werden. Kräutersammler können ihn auch getrocknet (etwa zehn Gramm) oder die Blätter und Knospen frisch füttern.

Zaubernuss
(Hamamelis virgeniana)

Den größten Zauber entfaltete die Hamamelis bei den Ureinwohnern Nordamerikas, den Indianern. Bei ihnen galt sie als wichtigstes Heilmittel für Mensch und Tier.
Heute wenden wir für unsere Pferde die Zaubernuss hauptsächlich äußerlich an. Nach langen Ritten oder anstrengendem Training ist sie eine Wohltat für müde Beine und Muskeln.

Verstauchungen und Prellungen werden gelindert. Satteldruck, Wunden, Geschwüre, Abschürfungen, kleine Verletzungen lassen sich mit einem Sud behandeln.

Bei entzündeten Augen können Sie in Verbindung mit Augentrost einen Tee bereiten und die Augen auswaschen oder Kompressen machen. Benutzen Sie hierfür bitte sterile Mullkompressen – keine schmutzigen Stalltücher. Hamamelisprodukte sind im Fachhandel als Salben oder Blätter erhältlich, oft auch als Mischung mit anderen Kräutern. Arnika und Zaubernuss helfen bei Steingallen oder völlig überbeanspruchten Muskeln. Zaubernusssalbe kann als „Stallsalbe" viele kleine Wehwehchen lindern.

Hamamelis gibt es im Handel zu kaufen, Sie können aber auch selbst einen Sud herstellen. Auf einen Esslöffel Blätter gießen Sie eine Tasse Wasser, lassen die Mischung kurz aufkochen und dann 15 Minuten ziehen. Verwenden Sie den Sud warm, bei Zerrungen kalt.

Nach anstrengenden Ritten macht Zaubernuss müde Pferdebeine wieder munter.

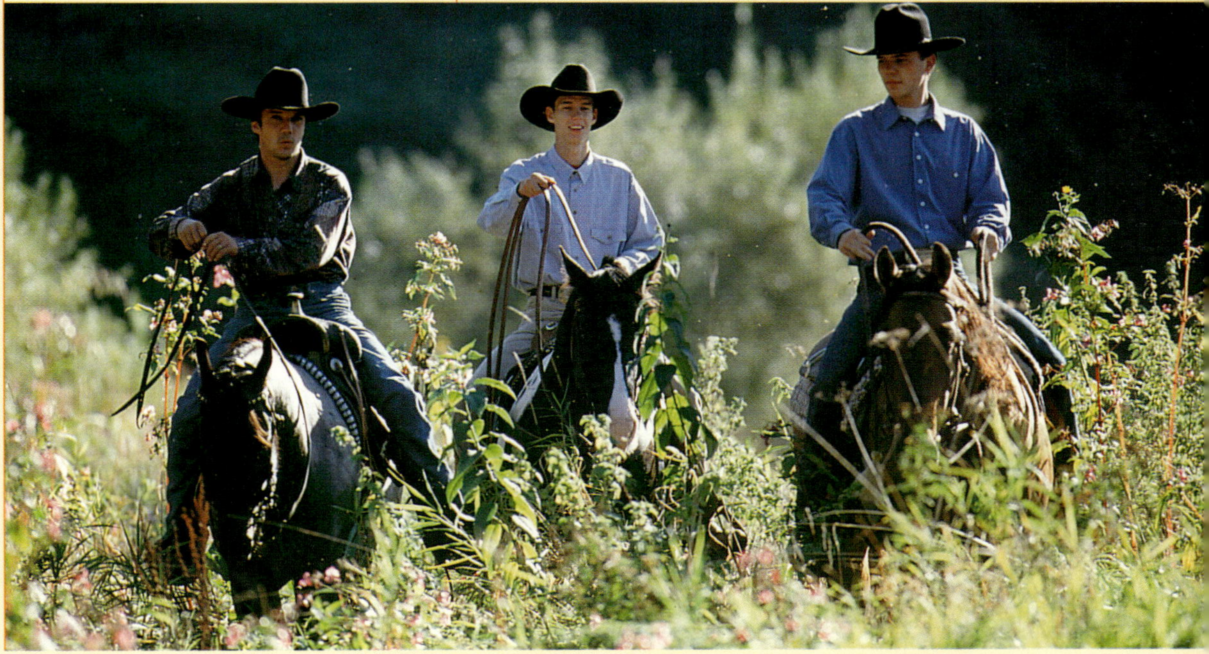

Die besten Teerezepte für

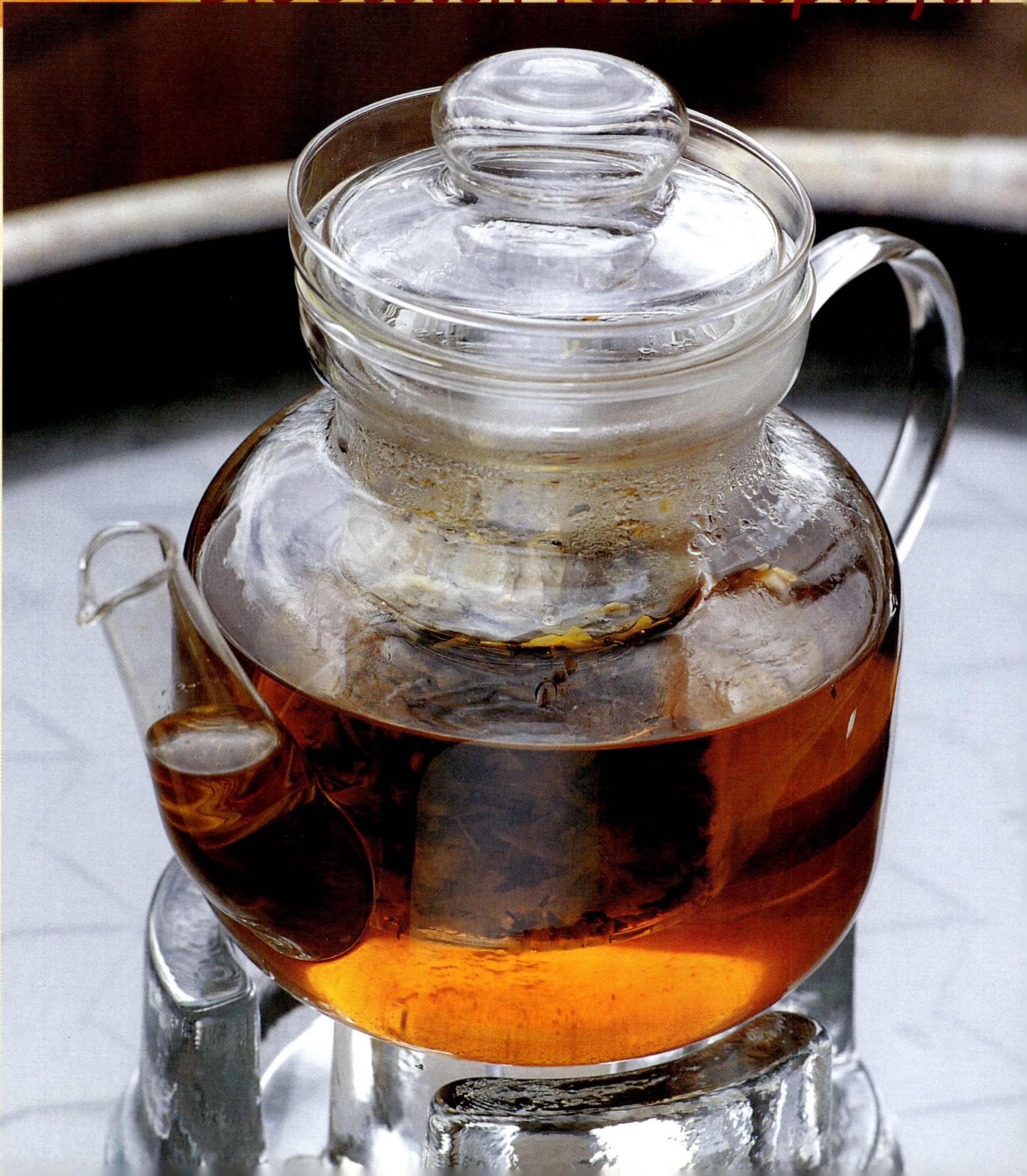

gesunde Pferde

Fast alle Pferde trinken gerne Tee. Sie schlürfen ihn mitsamt den Kräutern in ihrem Futter oder genießen ihn als Zugabe zum Trinkwasser. Mit dem Lieblingstee werden selbst schlecht fressende Pferde zu richtigen Leckermäulern. Probieren Sie es aus – bei den folgenden Teemischungen ist sicherlich auch für Ihr Pferd etwas dabei.

Teegeschichten

In den vielen Jahren, in denen Pferde mein Leben begleiten, habe ich mir immer Gedanken darüber gemacht, wie ich ihnen ein wenig von ihrem natürlichen Lebensraum zurückgeben kann. Vor 30 Jahren war es üblich, nur Zuchtstuten und Fohlen auf die Weide zu schicken. Reitpferde standen wirklich fast 23 Stunden in dunklen Ställen oder sogar Ständern und Montag war „Stehtag". Schon damals ist es mir trotz Gelächter meiner „Reiterfreunde" gelungen, meinem Pferd eine kleine Wiese abzuteilen und ihm täglich genügend Auslauf zu verschaffen.

Ähnlich war es auch mit meinen Kräuter- und Teegeschichten. Dass schwarzer Tee auch bei Pferden den Kreislauf belebt, wusste schon manch alter Tierarzt. Wie gern Pferde Tee mögen, hat mir, wie so viele andere Dinge, unser Pony Polly gezeigt. Wenn im Winter das Wasser im Offenstall eingefroren war, habe ich es mit heißem Pfefferminz- oder Kamillentee wieder aufgetaut. Der Lieblingstee meiner alten Pferde Polly und Kaitra ist Anis-Fenchel-Kümmel-Tee. Aber sie genießen auch alle anderen Mischungen. Gerade in der kalten Jahreszeit lohnt sich die kleine Mühe, unseren Pferden die Kräuter als Tee aufzubrühen und das Futter damit etwas anzuwärmen.

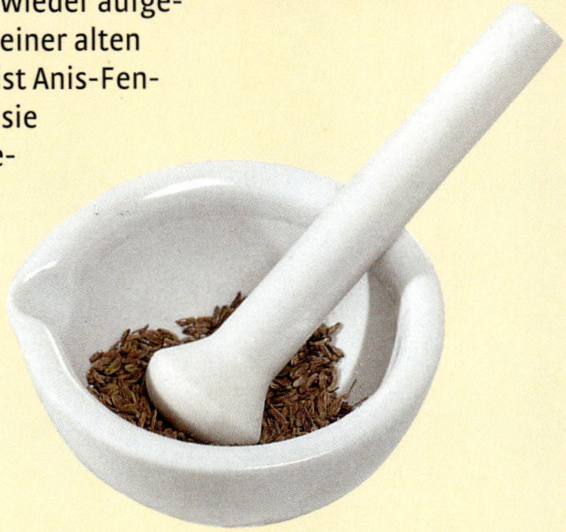

Durch Anstoßen entwickeln viele Samen ihre volle Wirkung.

Pferde trinken gerne Tee

Wenn Sie wenig Zeit haben, können Sie selbstverständlich täglich auch nur eine Handvoll Kräuter über das Futter geben. In vielen Fällen ist die Beigabe eines warmen Tees jedoch wirkungsvoller.

Besonders in der kalten Jahreszeit empfiehlt sich die Fütterung von lauwarmem Tee mit den Kräutern. Meine alte Polly (sie geht auf die vierzig zu) bekommt täglich eine warme Mashmahlzeit mit Tee. Je nach Bedarf und Jahreszeit wird die Mischung gewechselt. Bei meinen Pferden hat es noch nie eine „Teeverweigerung" gegeben. Sollte in Ihrem Stall ein besonders verwöhntes Leckermaul stehen, geben Sie einfach Honig in den Tee. Er wird von so gut wie jedem Pferd gern genommen und bereichert mit seinen besonderen Inhaltsstoffen jede Mahlzeit. Es ist bekannt, dass die Araber ihren Fohlen täglich Honig ins Futter gaben.

Stellt man eine Hitliste der beliebtesten Kräuter im Pferdestall auf, sieht diese zumindest bei meinen Pferden so aus: Minze, Süßholz, Anis, Fenchel, Himbeere, Hagebutte, Kamille, Hopfen, Löwenzahn, Heublumen.

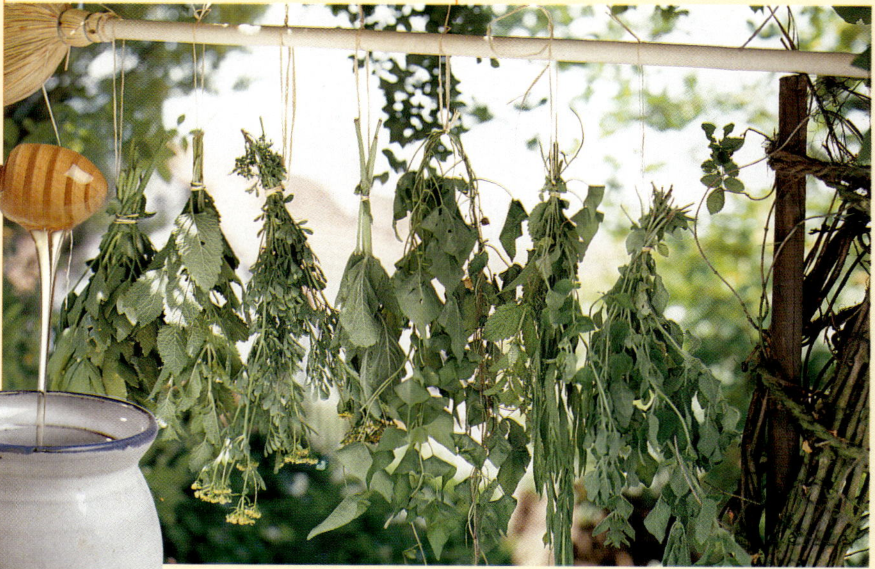

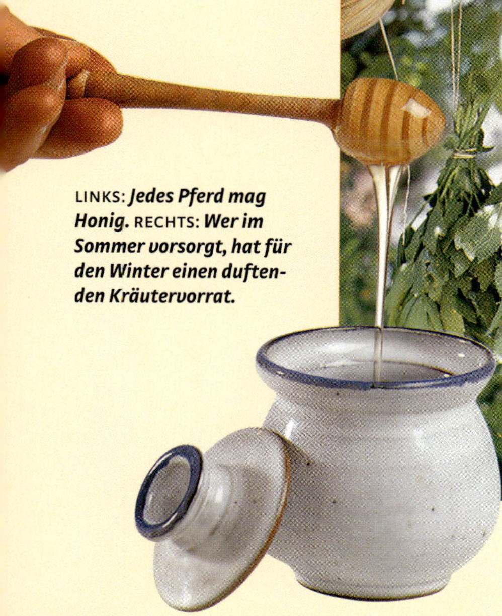

LINKS: ***Jedes Pferd mag Honig.*** RECHTS: ***Wer im Sommer vorsorgt, hat für den Winter einen duftenden Kräutervorrat.***

Für Polly sind Kräuter über der Mahlzeit immer eine köstliche Abwechslung.

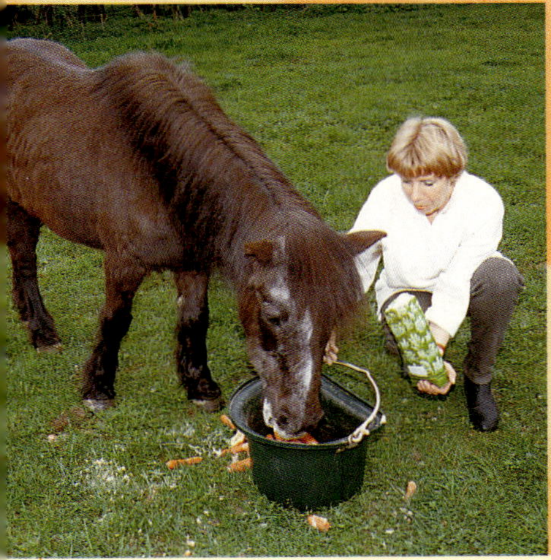

Teezubereitung und Kräuterfütterung

Wie schon mehrfach beschrieben, ist es bei Zeit- oder Wassermangel durchaus sinnvoll, Kräuter einzeln oder gemischt mit dem Futter zu reichen. Kräuter, frisch gepflückt oder trocken, sind immer eine Bereicherung für jede Pferdemahlzeit. Größere Mengen wie Brennnesseln, Klebkraut oder Löwenzahn kann man den Pferden einfach in den Trog, die Heuraufe oder auf den sauberen Stallboden legen. Klein geschnitten mischt man das Kraut am besten unter das Futter.

Wenn jedoch eine schnell einsetzende Wirkung nötig ist, im Winter und wenn völlig staubfrei gefüttert werden soll, ist die Zubereitung von Tee besonders zu empfehlen. Durch kochendes oder heißes Wasser sind die meisten Inhaltsstoffe der Blüten, Blätter und Wurzeln schneller entfaltet und werden vom Organismus besser aufgenommen und verwertet.

Bei akuten Beschwerden oder größeren Problemen kann auch zwei- bis dreimal täglich Tee gegeben werden (z. B. Husten, nach Koliken). Die meisten Tierärzte freuen sich über eine natürliche Unterstützung ihrer Behandlungen.

Tee kann man wie für Menschen aus frischen oder getrockneten Pflanzen zubereiten. Um eine Heilwirkung zu erzielen, füttert man den Tee über einen längeren Zeitraum. In akuten Fällen, z. B. bei Husten, kann jede Futtergabe mit Tee angereichert werden, dabei ist auch noch die Staubbindung ein großer Vorteil.

Die Verarbeitung von Kräutern sollte sorgfältig geschehen, um die Heilwirkung zu erhalten.

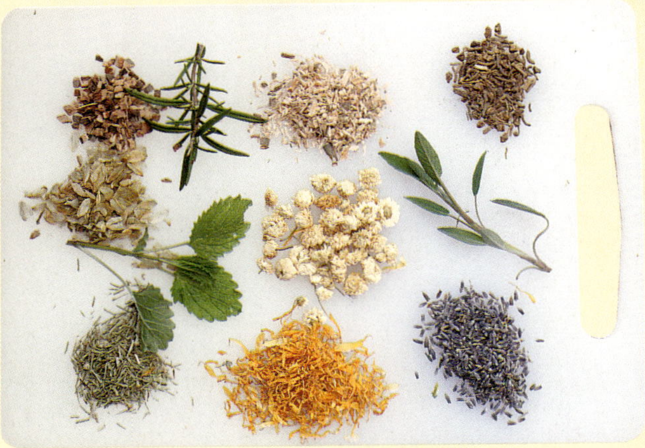

OBEN: ***Teekräuter sollten trocken aufbewahrt werden.*** UNTEN: ***Samen und Früchte können im Mörser zerstampft werden.***

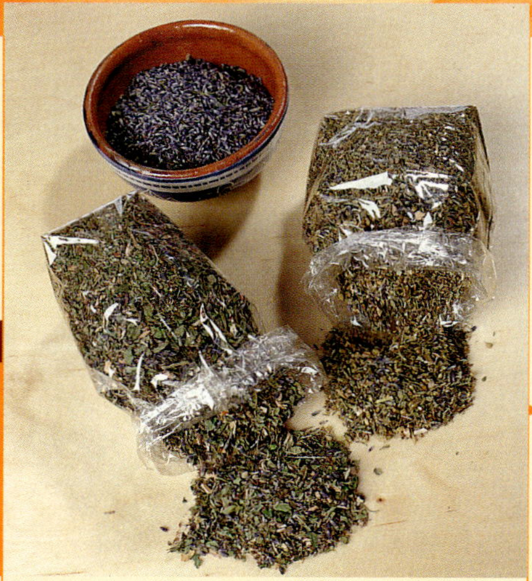

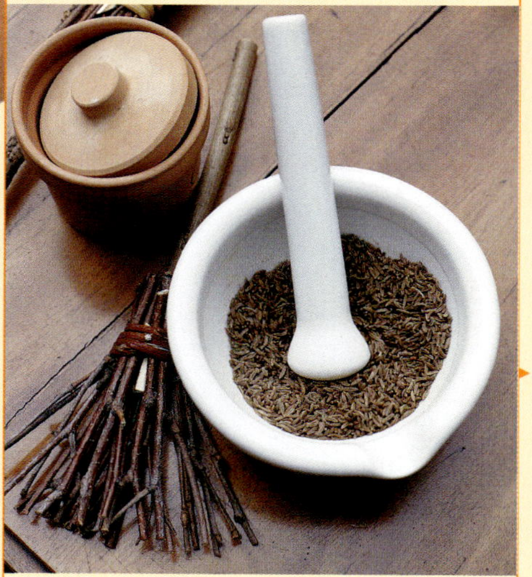

Tipp

Etwa 50 g Kräuter – eine Hand voll ca. 500 ml Wasser – zwei Becher.

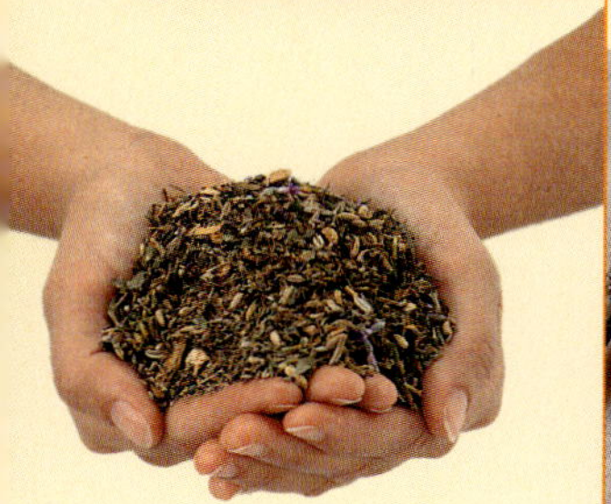

Da frische Pflanzen einen größeren Wassergehalt haben als getrocknete, benötigen Sie für Tee mit frischen Kräutern die doppelte Menge. Ein Esslöffel Trockentee entspricht zwei Esslöffeln Frischtee. Trockentee lässt sich natürlich besser lagern und ist immer zur Hand, wenn man ihn braucht. Auch hat man im trockenen Zustand Pflanzen und Kräuter zur Verfügung, die wir hier gar nicht finden.

- **Für Pferde** nimmt man ca. 30–50 g getrocknete oder ca. 100 g frische Kräuter (Blätter, Samen, Blüten, Stengel oder Wurzeln), übergießt diese mit ca. 500 ml fast kochendem Wasser (Ausnahme Grüner Tee – etwas kälter) und lässt alles 10 bis 15 Minuten ziehen. Schütten Sie die Kräuter nicht ab, sie sollen unbedingt mit gefüttert werden. Gießen Sie den Tee dann lauwarm mit den Kräutern über das Futter. Manche Pferde lieben den Tee auch pur und lecken jeden Tropfen und jedes Kraut aus dem Trog. Auch wenn der Tee kalt wird und erst später verfüttert werden kann, erfüllt er seinen Zweck.

- **Für die äußere Anwendung** wird der Tee stärker zubereitet und bei offenen Wunden oder am Auge werden die Kräuter ausgesiebt. Hustenmischungen sind ideal zum Inhalieren geeignet. Um hiermit Erfolg zu haben, sollte täglich ein- bis zweimal inhaliert werden. Der Tee kann anschließend gefüttert werden.

- **Bei Atemwegserkrankungen**, akut und chronisch, ist die Inhalation eine

Ein köstlicher Kräutertee, nicht nur für Pferde

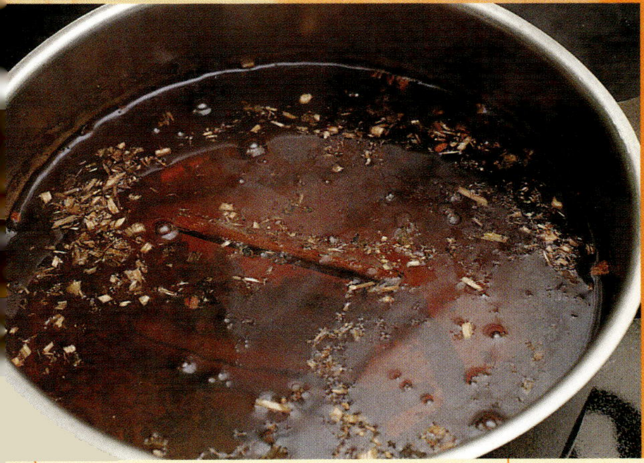

Teatime im Stall ist angesagt. Der Tee für Pferde kann ruhig ein bisschen länger ziehen.

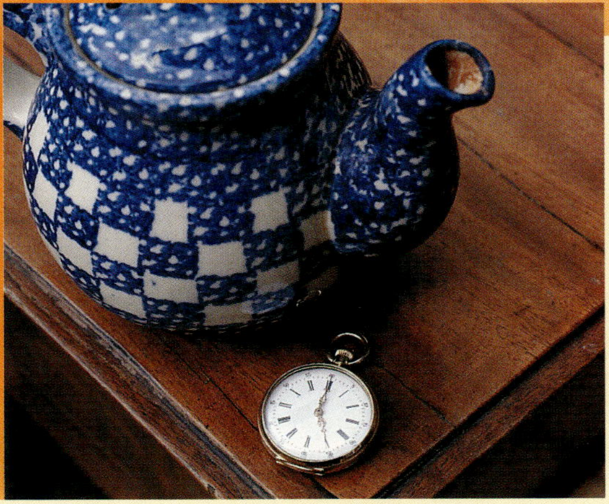

hervorragende Maßnahme, den Krankheitsverlauf abzukürzen und den Pferden deutliche Erleichterung zu verschaffen. Es geht auch ohne Inhalationsgerät.
Man nehme einen Eimer, fülle den Boden mit Heu oder Stroh, gebe darauf Hustenkräuter, evtl. zusätzlich ein paar Tropfen ätherisches Öl und übergieße dann mit heißem Wasser. Den Eimer halten Sie dem Pferd unter Maul und Nase oder lassen es den Kopf halb in den Eimer stecken.
Besonders friedlichen Vierbeinern kann man noch ein Tuch über den Kopf legen. In den meisten Fällen genießen die Pferde diese Behandlung geradezu. Sie sollten sie nur behutsam daran gewöhnen.
Vorsicht mit heißem Wasser!

Oft ist es nicht so einfach, schnell die unterschiedlichen Kräuter zu beschaffen. Auch die Frage „welche Kräuter mische ich bei welchem gesundheitlichen Problem" ist nicht immer ohne Ratschlag zu beantworten. Aus diesen Gründen habe ich zehn Teesorten zusammengestellt, die nach meinen Rezepten gemischt werden.
Inzwischen habe ich mit meinen Teemischungen schon einige Jahre sehr gute Erfahrungen bei vielen Pferden und zahlreichen Gesundheitsproblemen gemacht.
Haben Sie einmal keine Zeit, Tee zu kochen, können Sie selbstverständlich auch einfach „eine Handvoll" – ca. 50 g – Kräutermischung unter das Futter mischen.

Wichtig W

Tee oder Aufgüsse, die perlen, alkoholisch riechen oder Schimmel ansetzen, dürfen nicht verfüttert werden. Größere Mengen Tee halten sich durchaus zwei bis drei Tage im Kühlschrank.

Die Mischung macht's. Viele Kräuter ergänzen sich in ihrer Wirkung hervorragend.

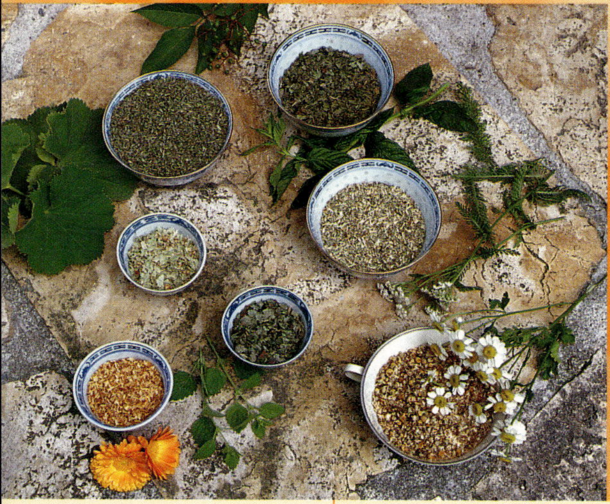

Teemischungen sollten Sie immer trocken und dunkel aufbewahren.

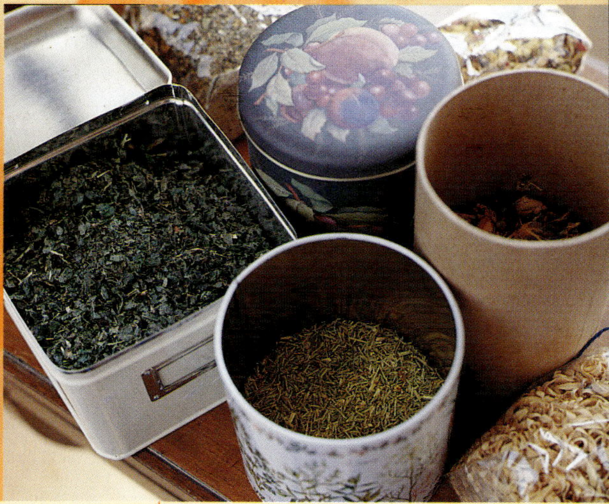

Die besten Teemischungen

Tee eins – Husten Fit I

Wirkung: Hilfe bei akuten Belastungen der Atemwege.
Mischung: Sonnenhut – Eibisch – Minze – Eukalyptus – Isländisches Moos – Süßholz.

Tee zwei – Husten Fit II

Wirkung: Linderung bei chronischen Atemwegserkrankungen.
Mischung: Schafgarbe – Beinwell – Anis – Fenchel – Sonnenhut – Dost.

Tee drei – Kreislauf Fit

Wirkung: Zur natürlichen Leistungssteigerung und bei erhöhter Belastung.
Mischung: Weißdorn – Mistel – Knoblauch – Mariendistel – Grüner Tee.

Tee vier – Immun Fit

Wirkung: Erhöht die Widerstandskraft Ihres Pferdes, hilft bei extremer Beanspruchung im Training oder bei Stress durch Ortswechsel.
Mischung: Sonnenhut – Ringelblume – Himbeere – Hagebutte – Grüner Tee.

Tee fünf – Magen-Darm Fit

Wirkung: Stärkt den Verdauungsapparat des Pferdes, wirkt krampflösend und vorbeugend bei Kolikanfälligkeit.
Mischung: Fenchel – Kümmel – Minze – Kamille – Eichenrinde.

Tee sechs – Nerven Fit

Wirkung: Baut Stress ab und hilft bei Konzentrationsschwäche. Optimal zur Turniervorbereitung
Mischung: Hopfen – Johanniskraut – Melisse – Lavendel – Baldrian.

Der Tee entfaltet sich am besten in einer richtigen Teekanne. In den Pferdestall nehmen Sie am besten eine Thermoskanne mit

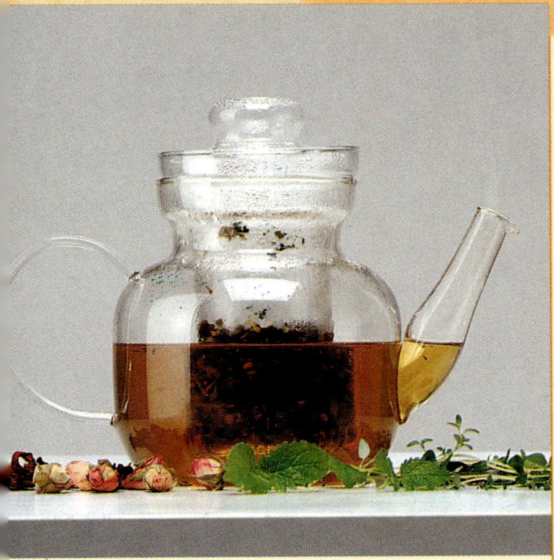

Tee zehn – Allergien Stop
Wirkung: Verbessert das Allgemeinbefinden, hilft bei Allergien.
Mischung: Schwarzkümmel – Eibisch – Dost – Buchweizen – Knoblauch – Beinwell.

Die hier beschriebenen und von mir zusammengestellten Teemischungen haben sich in der Praxis bewährt.
Sie können den Tee über das Internet bestellen unter
www.DerTeeZumBuch.de.

Tee sieben – Haut/Fell Fit
Wirkung: Bringt glänzendes Fell, gesunde Hufe, dient der Insektenabwehr und Stärkung des Allgemeinzustandes.
Mischung: Knoblauch – Klebkraut – Reinsaat – Brennnessel – Löwenzahn – Nachtkerze.

Tee acht – Stoffwechsel Fit
Wirkung: Aktiviert den Stoffwechsel, kräftigt und stärkt den Bewegungsapparat besonders bei entzündlichen Prozessen.
Mischung: Klebkraut – Beinwell – Schafgarbe – Brennnessel – Süßholz – Löwenzahn.

Tee neun – Fit im Alter
Wirkung: Lindert Altersbeschwerden und stabilisiert den Kreislauf.
Mischung: Birkenblätter – Heublumen – Klebkraut – Löwenzahn – Beinwell.

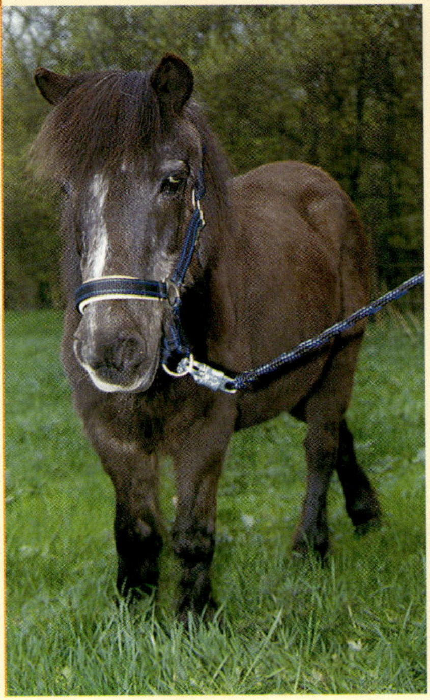

Unsere Ponystute Polly hat alle Tees probiert und für gut befunden.

Gesunde Pferde das

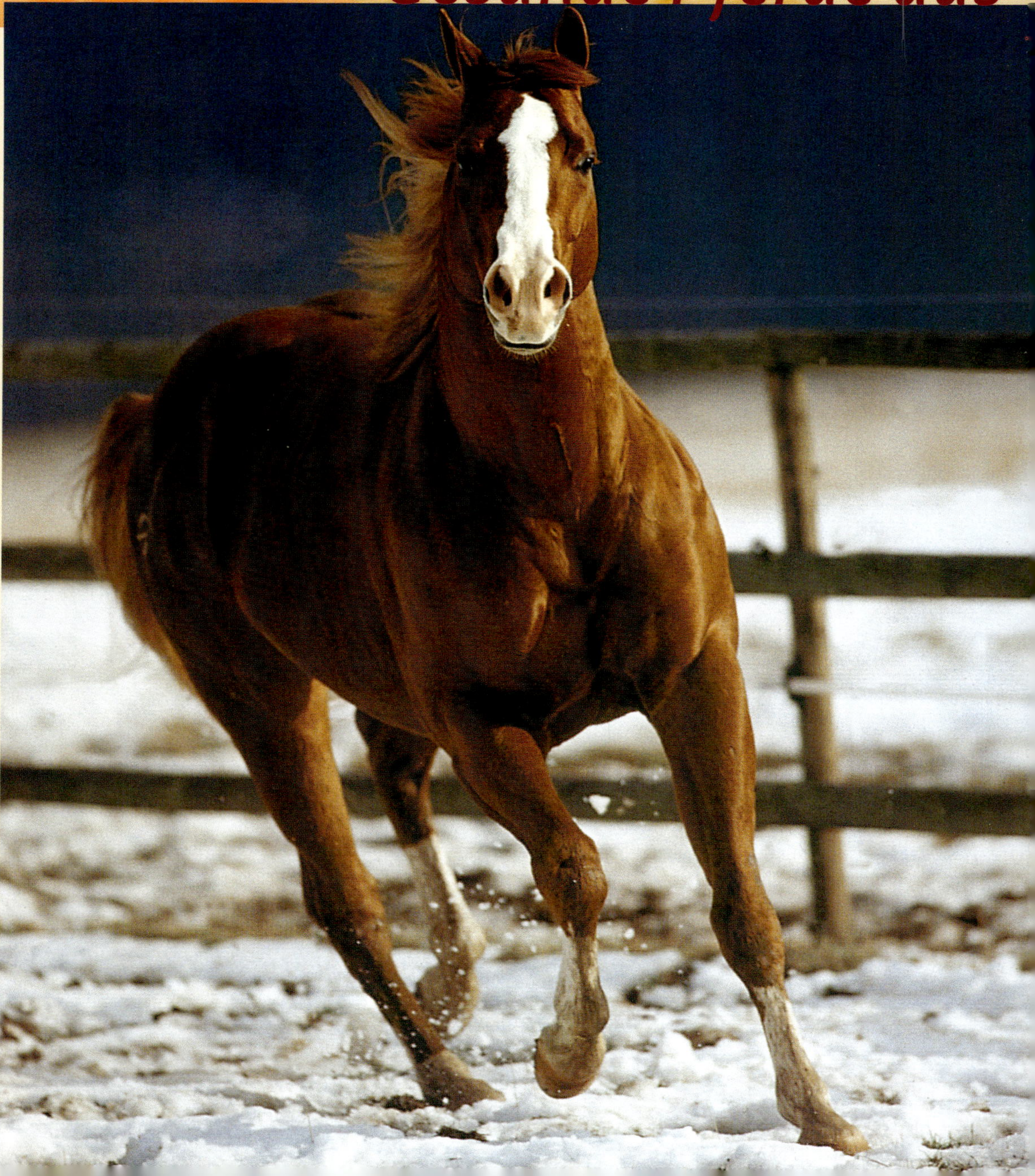

ganze Jahr

Jede Jahreszeit hat ihre ganz besonderen Reize. Für unsere Pferde ist jedoch der Jahreszeitenwechsel und auch die damit verbundene Futterumstellung nicht immer unproblematisch. Mit den richtigen Kräutern helfen Sie Ihrem Pferd, Fellwechsel und den Beginn der Weidesaison gesund zu überstehen.

Fitnesskur im Frühling

Die Freude über den Frühling wird oft getrübt, wenn der Husten durch den Stall zieht. Das Immunsystem der Pferde ist durch den langen Winter meist geschwächt und der beginnende Fellwechsel bringt noch eine zusätzliche Belastung.
Bereiten Sie Ihr Pferd oder Pony auf das Frühjahr vor. Machen Sie gemeinsam mit Ihrem Vierbeiner eine Frühjahrskur. Sie können einen Tee zubereiten oder die Kräuter einfach über das Futter streuen, z. B. Sonnenhut, Hagebutte, Klebkraut und Brennnessel. Beginnen Sie früh genug mit der Knoblauchfütterung, das hält die fliegenden Plagegeister in Schach.

Wichtig: Die Pferde müssen langsam an die Weide gewöhnt werden. Beginnen Sie mit 15 bis 20 Minuten Gras, um sie an das eiweißreiche Futter heranzuführen. Günstig ist es, nach der Heu- oder Strohgabe anzuweiden, damit die Vierbeiner sich nicht mit Heißhunger auf das Grün stürzen. Um das empfindliche Magen-Darm-System zu entlasten, empfehlen sich die bewährten Kräutergaben. Mädesüß, Anis-Fenchel-Kümmel, Minze und Kamille. Geben Sie täglich ein bis zwei Portionen über die Kraftfutterration.

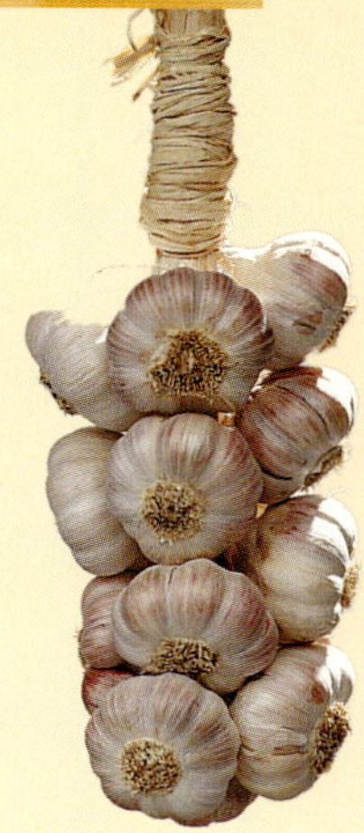

Knoblauch ist ideal für eine Frühjahrskur und hält den Pferden die Fliegen vom Leib.

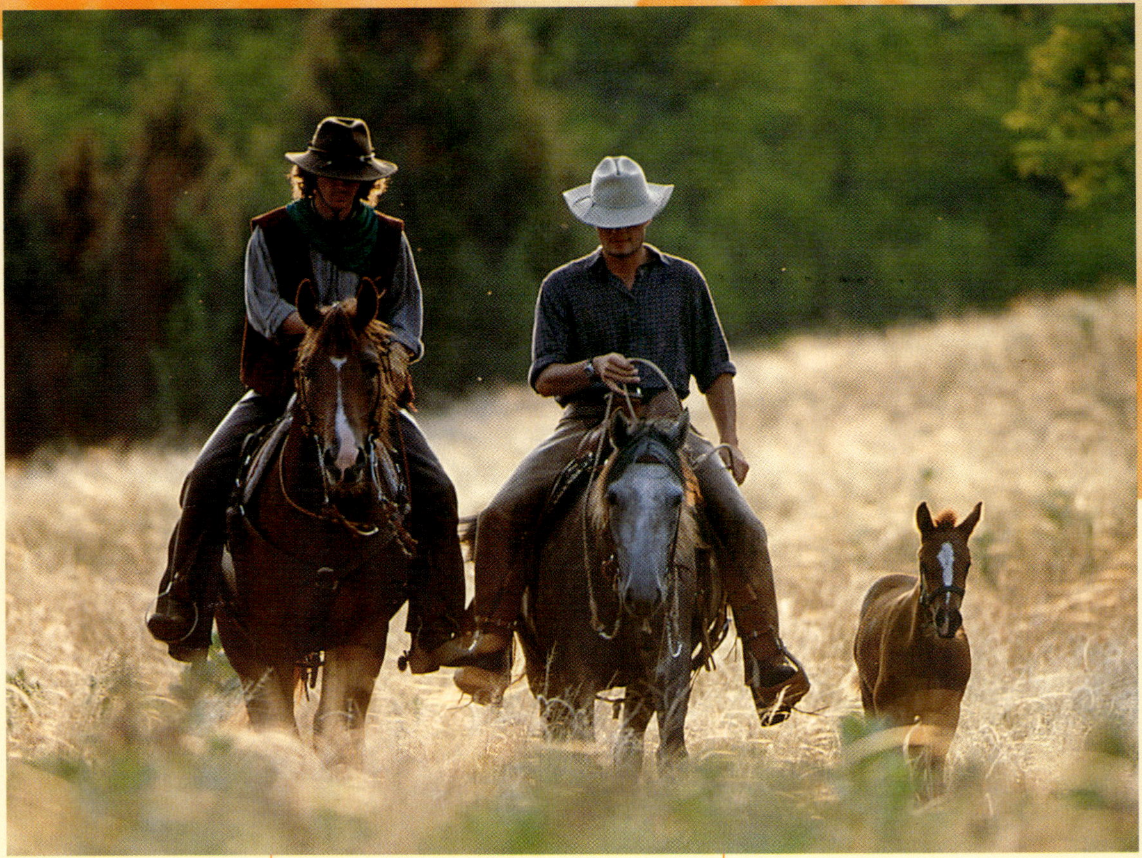

Endlich Sommer

Reiter und Pferde freuen sich auf den Sommer, aber leider hat er auch seine Schattenseiten.
Fliegen, Mücken und anderes lästige Ungeziefer können manchen Ausritt zum Horrortrip machen. Vor dem Reiten die Pferde gut mit Obstessig und Wasser abwaschen. Teebaumöl als Lotion oder Spray hält die Plagegeister fern. Empfindliche Pferde sollten beim Reiten einen Ohrenschutz bekommen, der auch auf der Weide hilfreich sein kann.
Wenn Pferde oder Ponys sich sehr stark scheuern, Schweif und Mähne auf Milben, Läuse und Flöhe untersuchen. Klettenwurzelöl, Lavendelöl oder Ringelblumensalbe können hier helfen.

Ringelblumensalbe können Sie auch gut selbst herstellen.

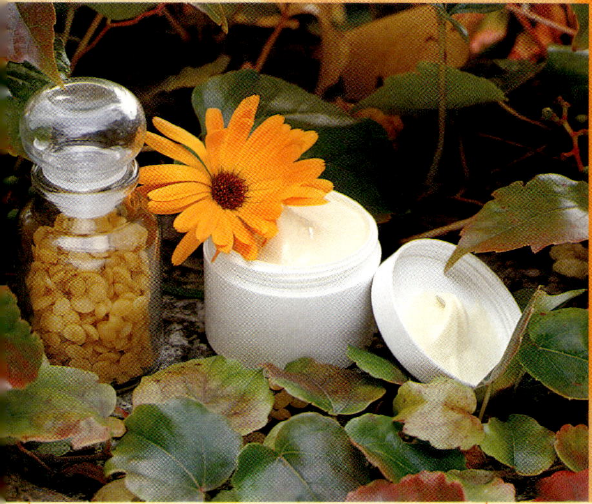

Der Kräutervorrat aus dem Sommer hilft im Herbst und Winter.

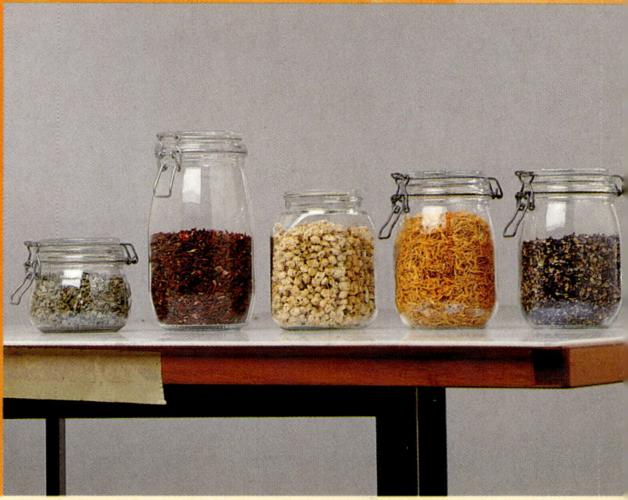

Pferde auf der Weide sind ein zauberhaftes Bild, sie im Sommer ohne fliegenfreien Unterstand zu lassen, ist Tierquälerei. Auch wenn Sie nicht neben der Wiese wohnen, sollten Sie täglich einmal nachsehen, ob alles in Ordnung ist. Pferde brauchen immer gutes Wasser, und kleine Verletzungen müssen gerade im Sommer wegen der Fliegen schnell versorgt werden. Ältere Pferde brauchen bei großer Hitze besondere Hilfe für den Kreislauf, z. B. mit Weißdorn, Mistel, Mariendistel und Knoblauch.

Futterumstellung im Herbst

Die Traumzeit für Pferd und Reiter ist der Herbst. Die Sonne brennt nicht mehr, die Fliegen werden weniger und ein Ritt durch den bunten Herbstwald oder die Heide entschädigt für die vielen Stunden Stallarbeit.

Beachten sollten wir jedoch, dass der Fellwechsel die Pferde auch im Herbst sehr belastet. Hier ist wieder eine tägliche Kräuter- oder Teegabe angebracht. Klebkraut, Brennnessel, Löwenzahn und andere Zusätze helfen im Fellwechsel und stärken den Allgemeinzustand.

Der Übergang von der Weide in den Stall sollte langsam erfolgen, sonst drohen Verstopfungskoliken. Jede Futterumstellung bringt eine Belastung für das Magen-Darm-System mit sich. Hier schauen Sie besser mal wieder in die Kräuterkiste. Wenn Sie im Sommer eifrig Kräuter gesammelt haben, können Sie jetzt aus Ihrem Vorrat schöpfen. Unsere Magenkräuter halten die Pferde fit. Kümmel, Minze, Fenchel,

Eichenrinde, Kamille und andere sind besonders geeignet.
Auch eine Obstbeigabe wie Birnen und Äpfel halten den Darm auf Trab. Empfindliche und alte Pferde freuen sich über ein warmes Mash. Hierfür ein Kilogramm gequetschten Hafer, 800 g Kleie, 200 g Leinsamen, 20 g Kochsalz mit kochendem Wasser übergießen, ruhen lassen, warm füttern.

Hustengefahr im Winter

Im Winter ist natürlich die beste Zeit für Teatime im Stall. Überlegen Sie, wo Ihr Pferd seine Schwachpunkte hat, und beugen Sie vor. Atemwegserkrankungen sind in der kalten Jahreszeit sehr häufig. Mit Kräutertee geben Sie dem Husten keine Chance. Eukalyptus,

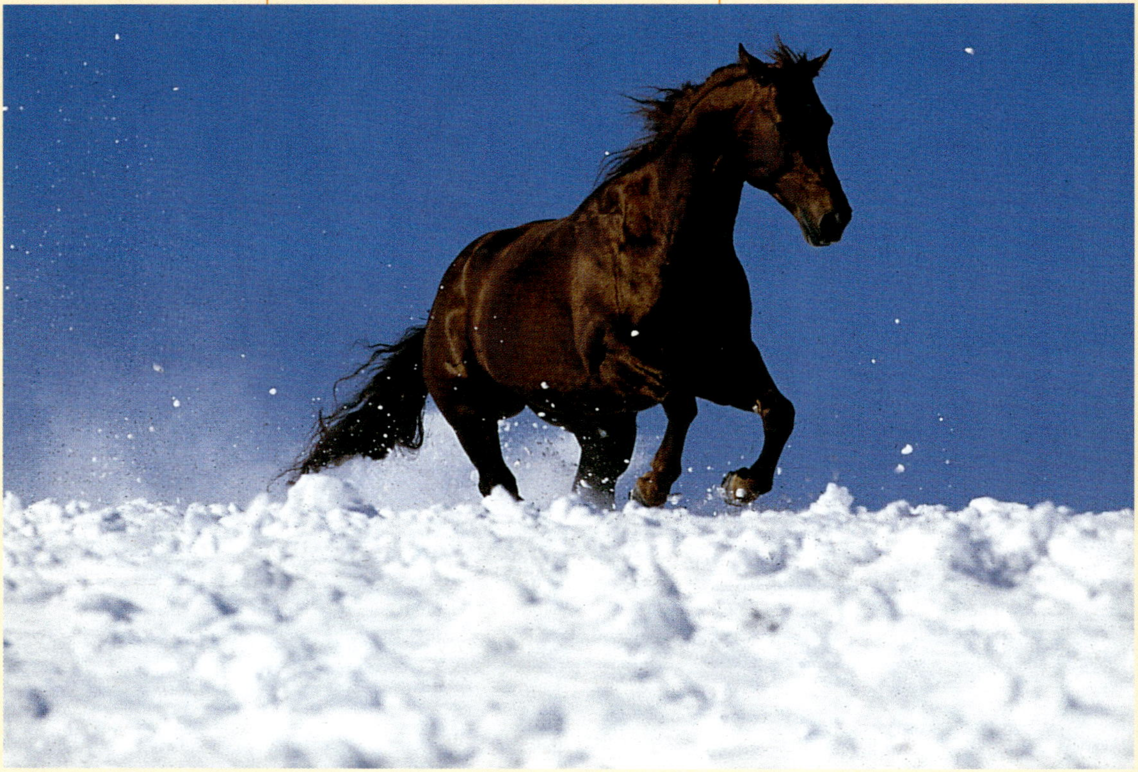

Lebensfreude pur. Auch im Winter brauchen Pferde genügend Bewegung im Freien.

OBEN: ***Äpfel und in Maßen auch Birnen sind im Winter ein guter Ersatz für Saftfutter.***
UNTEN: ***Kräuter können Sie auch im Stall mischen und über das Futter geben.***

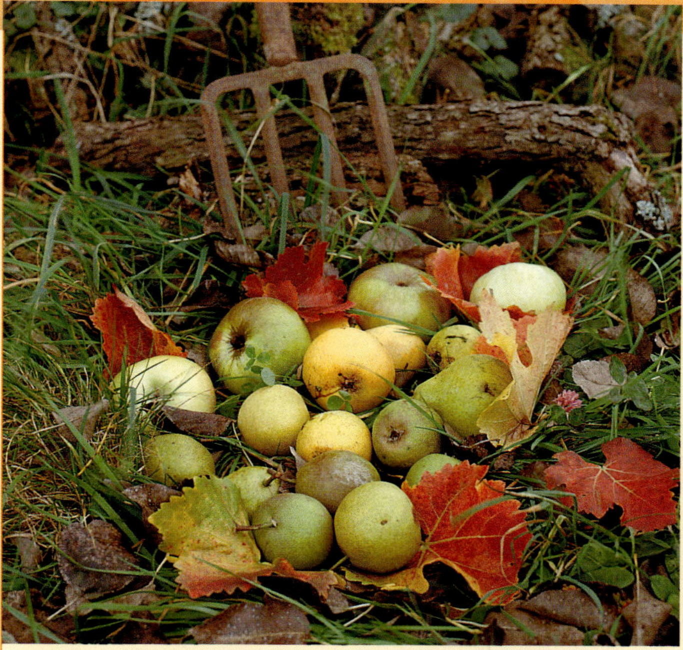

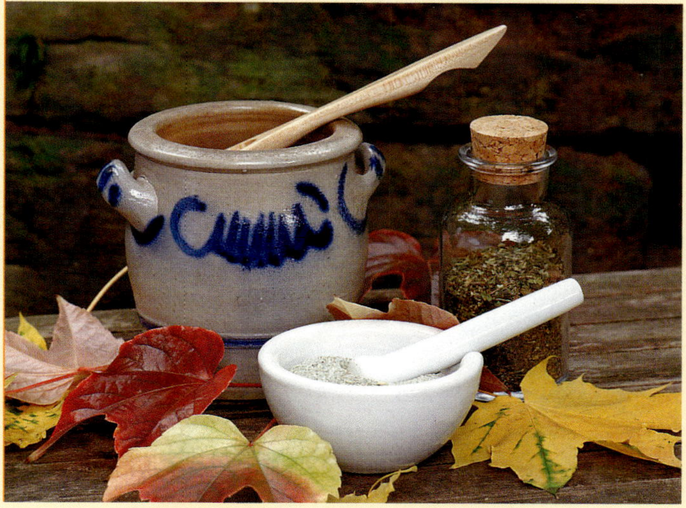

Beinwell, Schafgarbe, Dost, Sonnenhut, Anis und Fenchel sind hier die richtigen Kräuter.

Vergessen Sie im Winter nicht, dass unsere Pferde ihr Leben lang und zu jeder Jahreszeit Bewegungstiere sind. Die Regel „im Sommer Weide, im Winter stickiger Stall", mag vielleicht für Kühe nicht ganz falsch sein, Pferde werden bei dieser Haltung krank. Sie wollen weder einen „Stehtag" noch eine warme, „kuschelige" Box. Pferde brauchen Bewegung, Luft, Sonne, Wind und Regen und einen zugfreien, Unterstand.
Wenn der Reitplatz oder die Halle frei sind, lassen Sie Boxenpferde auch mal zusammen frei laufen. Gerade Boxenpferde brauchen den Kontakt zu Artgenossen und müssen sich auch einmal frei wälzen können.
Pferde müssen die Gelegenheit haben, 24 Stunden Raufutter und Wasser aufnehmen zu können, bei Bedarf und im Winter auch leistungsgerechtes Kraftfutter.
Bei Boxenhaltung sollte wenigstens ein Fenster zur Verfügung stehen und ein Birkenast oder auch Ball in der Box liegen. Zweimal am Tag Bewegung und Auslauf sind das Minimum,
So gerüstet bekommen Sie Ihre Pferde und Ponys gesund und fröhlich durch alle Jahreszeiten. Sie haben mehr Freude am Umgang mit ihnen und die Reiterei macht viel mehr Spaß.

Zum Weiterlesen

Bartz, Jürgen:
Bis der Tierarzt kommt. Erste Hilfe für Pferde. Kosmos Verlag, Stuttgart 2000.

Bender, Ingolf:
Praxishandbuch Pferdefütterung. Situations- und leistungsgerecht füttern, individuelle Rationen zusammenstellen, Kondition nachhaltig verbessern. Kosmos Verlag, Stuttgart 2000.

Bender, Ingolf:
Praxishandbuch Pferdehaltung. Kosmos Verlag, Stuttgart 1999.

Berger, Margot:
Pferde füttern. Gesund und fit - optimal versorgt. Kosmos Verlag, Stuttgart 2001.

Borelle, Bea & Braun, Gudrun:
Bea Borelles Pferdetraining. Bewusst, befähigt, begeistert. Kosmos Verlag, Stuttgart 2002.

Gohl, Christiane:
Was der Stallmeister noch wusste: Neue Tipps rund ums Reiten. Kosmos Verlag, Stuttgart 2002.

Gösmeier, Ina:
Akupressur für Pferde. Löst Verspannungen, stärkt die Lebensenergie. Kosmos Verlag, Stuttgart 1999.

Hoffmann, Marlit:
Marlit Hoffmanns neue Tricks. Profi-Tipps zur besseren Pferdehaltung. Kosmos Verlag, Stuttgart 2001.

Lind, Carola & Müller, Karin:
Der sechste Sinn. Zwiesprache mit Pferden. Kosmos Verlag, Stuttgart 2001.

Meyerdirks-Wüthrich, Ute:
Bach-Blütentherapie für Pferde. Kosmos Verlag, Stuttgart 1998.

Podhajsky, Alois:
Meine Lehrmeister die Pferde. Erinnerungen an ein großes Reiterleben. Kosmos Verlag, Stuttgart 2001.

Penquitt, Claus:
Die neue Freizeitreiter-Akademie. Kosmos Verlag, Stuttgart 2001.

Rau, Burkhard und Gisela:
Der richtige Hufschutz für mein Pferd. Für jeden Zweck, für alle Disziplinen, mit Produktübersicht. Kosmos Verlag, Stuttgart 2001.

Schacht, Christian:
Pferdekrankheiten. Vorbeugen, erkennen und richtig handeln. Kosmos Verlag, Stuttgart 1999.

Schmid-Neuhaus, Angelika:
Das große Fitnessprogramm für Pferde. Massage, Gelöstes Reiten, Satelchek. Kosmos Verlag, Stuttgart 2000.

Tellington-Jones, Linda:
TTOUCH und TTEAM für Pferde. Das Praxisbuch. Kosmos Verlag, Stuttgart 2002.

Wittek, Cornelia:
Von Apfelessig bis Teebaumöl. Hausmittel und Naturheilkräfte für Pferde. Kosmos Verlag, Stuttgart 1999.

Zoller, Kirstin:
Naturheilkunde für Pferde. Sanft und natürlich vorbeugen und heilen. Kosmos Verlag, Stuttgart 2000.

Videos

Tellington-Jones, Linda:
Die Persönlichkeit Ihres Pferdes. Kosmos Verlag, Stuttgart 2000.

Tellington-Jones, Linda:
TTEAM-Bodenarbeit. Kosmos Verlag, Stuttgart 2000.

Nützliche Adressen

Deutsche Reiterliche Vereinigung (FN)
Freiherr-von-Langen-Str. 13
48231 Warendorf
Tel. 02581-63620
Fax 02581-62144
fn@fn-dokr.de
www.fn-dokr.de

FS Reit-Zentrum Reken
Frankenstr. 37
48734 Reken
Tel. 02864-2434
Fax 02864-5860
fs.reitzentrum@

t-online.de
www.fs-reitzentrum.de

TTEAM Deutschland
Bibi Degn
Hassel 4
57589 Pracht
Tel. 02682-88 86
Fax 02682-66 83
bibi@TTEAM.de

TTEAM Österreich
Ruth & Martin Lasser
Anningerstr. 18
A – 2353 Guntramsdorf
Tel. 02236-47 000
Fax 02236-47 070
tteam.office@aon.at

TTEAM Schweiz
Doris Süess-Schröttle
Mascot Ausbildungszentrum AG
CH – 8566 Neuwilen
Tel. 071-69 91 825
Fax 071-69 91 827
learn@mascot-ausbildung.ch

Vereinigung der Freizeitreiter in Deutschland e.V. (VFD)
Am Bauernwald 5b
81739 München
Tel. 0171-4201521
Fax 089-60608123
bundesvorstand@vfdnet.de
www.vfdnet.de

Register

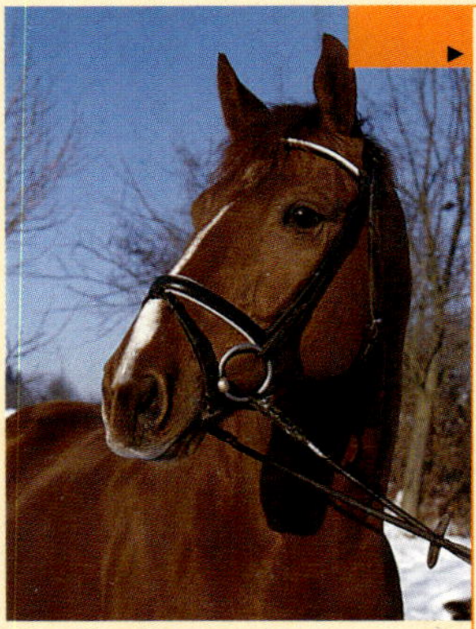

Impressum

Umschlag von eStudio Calamar unter Verwendung von vier Farbfotos von Sabine Stuewer (Hauptmotiv), Klaus-Jürgen Guni / Kosmos, Ralf Roppelt / Kosmos, Bernhard Metzler (kleine Motive)

Mit 100 Farbfotos

Alle Angaben in diesem Buch erfolgen nach bestem Wissen und Gewissen. Sie entbinden den Pferdehalter nicht von der Eigenverantwortung für sein Tier und können insbesondere die tierärztliche Untersuchung und Behandlung nicht ersetzen.

Die Deutsche Bibliothek – CIP-Einheitsaufnahme
Ein Titelsatz für diese Publikation ist bei Der Deutschen Bibliothek erhältlich

Gedruckt auf chlorfrei gebleichtem Papier

ISBN 3-440-09049-3
Redaktion: Alexandra Haungs
Gestaltungskonzept: eStudio Calamar
Gestaltung & Satz: Atelier Krohmer, Dettingen/Erms
Produktion: Kirsten Raue, Markus Schärtlein
Reproduktion: Repro Schmidt, Dornbirn
Printed in Germany / Imprimé en Allemagne
Druck und Bindung: Westermann Druck GmbH, Zwickau

Bildnachweis

Farbfotos: Felix von Döring, (1: S. 20 li.), Klaus-Jürgen Guni/Kosmos (15: S. 6 re., 7, 17, 23 li., 25 u., 26 li., 27 re., 31 re., 35 re., 37 re., 38, 47, 56, 58, 60), Dagmar Picard (8: S. 3, 12 re., 13 li., 18 u., 19 li., 51 o., 55 u., 62, 64, äußere Umschlagklappe), Reinhard-Tierfoto (22: S. 12 li., 13 re., 15 re., 16 li., 18 o., 20 re., 21, 24, 25 o., 26 li., 27 li., 28 li., 31 li., 34 li., 35 li., 36, 37 li., 39 u.re., 40, 43 u., 44 o., 46 li.), Roppelt / Kosmos (39: S. 2, 11, 14, 16 u., 19 re., 22 li., 22 re., 23 o.re., 23 u., 29 li., 29 re., 32 o., 32 u., 33 re., 39 o., 41 li., 41 re., 41 u., 42, 45 li., 45 re., 48, 49, 50 li., 50 u., 51 u., 52 o., 52 u., 52 li., 53 o.li., 53 o.re., 54 o.li., 54 o.re., 55 o., 57, 59 li., 59 re, 61 o., 61 u.), Christof Salata / Kosmos: (2: S. 15 li., 28 re.), Horst Streitferdt / Kosmos (8: S. 1, 2, 5, 8, 30, 33 li., 44 u., 46 re.), Sabine Stuewer (4: S. 4, 10, 34 re., 43 o.), Cornelia Wittek (1: S. 6 li.)

Autor und Verlag danken dem Landgestüt Marbach herzlich für die großzügige Unterstützung der Fotoproduktion mit ihren Pferden und Reitern.